Dieter Thie

Oskar Pohlmann
– ermordet in Hadamar

Ein Familiengeheimnis

„Das Vergessen der Vernichtung ist Teil der Vernichtung selbst."

Jean Baudrillard (1929 – 2007), franz. Philosoph, 1988

„Das Vergessen wollen verlängert das Exil, und das Geheimnis der Erlösung heißt Erinnerung."

Jüdische Weisheit

Inhaltsverzeichnis

Vorwort

Was den Autor am meisten getroffen hat, ist die skrupellose Selbstverständlichkeit des Tötens. Zuerst werden deutsche »Volksgenossinnen und Volksgenossen« zu Hunderttausenden zu »minderwertigen Erbkranken« gemacht und ihrer Würde beraubt. Danach wird ihnen ihre Fortpflanzungsfähigkeit wegoperiert. Anschließend werden sie zu Zehntausenden selektiert, verschleppt, mitten im Deutschen Reich in Gaskammern ermordet und in 24 Stunden zu Asche gemacht. Ärzte übernehmen als Vordenker, Organisatoren und Mörder eine Schlüsselrolle. Skrupellose Parteiaktivisten planen, finanzieren und tarnen den Massenmord. Ranghohe Juristen legitimieren die Tötungen, schlagen Klagen nieder, unterstützen die Nichtbeachtung geltender Strafgesetze und erheben eine Anordnung des »Führers« auf seinem privaten Briefpapier zur Rechtsgrundlage. Angehörige werden durch gefälschte Amtsdokumente zu Zehntausenden belogen, dennoch nehmen sie – bis auf wenige Ausnahmen – die überraschende Beseitigung ihrer Kinder, Geschwister oder Eltern widerspruchslos hin. Tragische menschliche Schicksale – gezeichnet von Krankheit und Mord – gehen im Familiengedächtnis verloren und werden, wie in unserem Bericht, nach Jahrzehnten völlig unerwartet ins Bewusstsein der Angehörigen katapultiert.
Der Frevel der »Euthanasie« findet im Holocaust seine ungebrochene Kontinuität. 121 Täter aus den Tötungsanstalten haben ihr Mordhandwerk in den Vernichtungslagern der »Aktion Reinhardt« weiterbetrieben. Aus 70.000 Ermordeten wurden mehr als 1,7 Millionen.
Tatort war der nationalsozialistische Terror- und Polizeistaat. Das gigantische »Zuchtprojekt« zur »Aufartung des Deutschen Volkes« führte zu den Massenmorden der »Euthanasie«, der fanatische Rassismus gegen die »Fremdrassigen« führte zum Genozid an Juden, Sinti und Roma.
Die Geschichte von Oskar Pohlmann ist kein Einzelfall. Die nationalsozialistischen Täter versuchten, das Leben und Sterben der Opfer systematisch aus dem individuellen und gesellschaftlichen Leben zu löschen, sie sollten unsichtbar werden. Dieses

Bemühen traf auf fruchtbaren Boden. Angehörige berichten immer wieder, dass in den Familien nur sehr selten oder gar nicht über das tragische Schicksal ihrer Geschwister, Eltern oder Kinder gesprochen wurde. Dieses Vergessen ist aber nicht nur Folge der behindertenfeindlichen Nazi-Propaganda und des Verbrechens der Krankenmorde. Der Erinnerungsverlust, der blinde Fleck im Familiengedächtnis, ist ebenso Ausdruck einer bis heute vorhandenen Stigmatisierung von Menschen mit psychiatrischen Erkrankungen und von Menschen mit körperlichen oder geistigen Einschränkungen. Es liegt an uns, die so skrupellos Ermordeten zu repersonalisieren, ihnen wieder Gesicht und Gestalt sowie eine Lebensgeschichte zu geben.
Deshalb gibt es keinen wichtigeren ersten Satz als den Artikel 1 im Grundgesetz »Die Würde des Menschen ist unantastbar.« Die Verwirklichung dieser Aussage entscheidet darüber, wie wir mit den Schwächsten in unserer Gesellschaft umgehen. Täglich stehen wir vor der Aufgabe, jeder und jedem ohne Voraussetzungen als Schwester und Bruder zu begegnen.[1]

Zu diesem Buch:

Zum besseren Verständnis haben wir, einige Überlegungen zum Hintergrund der menschenverachtenden Vernichtungstrategie als »zeitgeschichtliche Einordnung« (ZE) im Anhang näher erläutert. Um den Leser:innen eine erste Vorstellung vom komplexen Krankheitsbild Schizophrenie zu vermitteln, haben wir einige Passagen zu diesem medizinischen Themengebiet eingefügt.
Der Anhang ist durch eine graue Randleiste abgesetzt.
Die zeitgeschichtlichen Einordnungen sind fortlaufend nummeriert.

---

1 »[...] hier handelt es sich um Menschen, unsere Mitmenschen, unsere Brüder und Schwestern. Arme Menschen, kranke Menschen, unproduktive Menschen meinetwegen. Aber haben sie damit das Recht auf das Leben verwirkt? Hast du, habe ich nur solange das Recht zu leben, solange wir produktiv sind, solange wir von anderen als produktiv anerkannt werden?« Aus der »»Euthanasie«predigt« von Bischof Clemens Graf von Galen am 3. August 1941 in der St. Lamberti-Kirche Münster (Predigt zu Lukas 19, 41-47). Zitiert nach: https://www.uibk.ac.at/theol/leseraum/texte/599.html, letzter Zugriff 15.12.2022.

Provinzial-Heil- und Pflegeanstalt zu Lüneburg.

1. Polizeilich eingewiesen: ja
2. Erbkrank: ja
3. Beantragt: ja
4. Operation: 20. 6. 35

Charakteristik

des

Dachdeckers u. Musikers

Oskar Pohlmann

Erbbiologisch erfaßt
Sippentafel u. Karteikarte angelegt.

aus Bodenteich

Kreis Uelzen

Aufnahme genehmigt am } 29. 5. 34

Aufgenommen am Entlassen ?

II) 8. Februar 1936 – 22.4.41
nach Herborn.

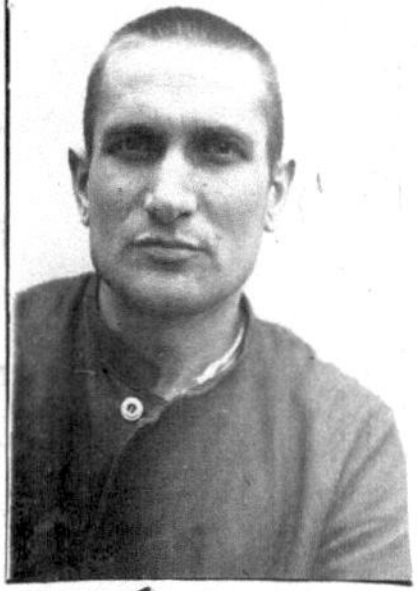

Adressen der Angehörigen und des Vormundes:
Schwager: Schuhmacher ~~Otto~~ Alfred Freise
Uelzen, [illegible] 6

3 te Verpflegungsklasse.

Kosten.

Entmündigt am

vom Amtsgerichte zu

Prov.-Heil- u. Pflegeanst. Lüneburg. E. 11.
213528. C. L. Schrader, Hannover

Abb. 1: Deckblatt der Krankenakte. »Charakteristik des Dachdeckers u. Musikers Oskar Pohlmann aus Bodenteich Kreis Uelzen«, Niedersächsisches Landesarchiv Hannover, Hann. 155 Lüneburg ACC, 2004/66, Nr. 8314.

Ermordet in Hadamar – ein Familiengeheimnis

Sein zu dürfen, wer ich bin. Die Geschichte des Musikers Oskar Pohlmann

Einleitung

Der folgende Bericht ist die Geschichte von Oskar Pohlmann aus Bodenteich, der am Ende seines relativ jungen Lebens heimtückisch durch staatlich beauftragte und legitimierte[2] Gewalt ermordet wird. Ärzte haben ihn als »nutzlosen Esser« ohne Daseinsberechtigung bewertet.

Mit dem Aufkommen des Nationalsozialismus wird die Vorstellung einer rassisch gesunden »Volksgemeinschaft« zum Dreh- und Angelpunkt in Politik und Gesellschaft. Deshalb wollen die NS-Ideologen jede Verschlechterung des »Erbguts des deutschen Volkes« verhindern. Aus diesem Grund werden ab 1934 Hunderttausende durch operative Maßnahmen ihrer Fähigkeit zur Fortpflanzung beraubt und unfruchtbar gemacht. Mit dem Beginn des zweiten Weltkriegs nutzt das NS-Regime die Möglichkeit, die angeblich »minderwertigen« chronisch kranken Bewohnerinnen und Bewohner der Heil- und Pflegeanstalten zunächst auszusondern und anschließend als »Ballastexistenzen« stillschweigend zu »beseitigen«. Die Täter »agieren halb geheim, doch inmitten der Gesellschaft«,[3] sie sprechen von Erlösung und Gnadentod und ermorden Zehntausende ohne jeden Skrupel. 70.273 Kinder, Jugendliche, Frauen und Männer sind in der ersten, zentral gelenkten Phase (»Aktion T4«) in den Gaskammern von sechs Tötungsanstalten ermordet worden.

---

2 Ausführliche Information zum Begriff: »legitimierte Gewalt« im Informationskasten auf S. 74/75

3 Götz Aly: Die Belasteten. »Euthanasie« 1939–1945. Eine Gesellschaftsgeschichte, Frankfurt a.M. 2013, S. 9.

Wie war die Reaktion in den betroffenen Familien?

Familien mit psychiatrisch erkrankten oder körperlich behinderten Angehörigen fühlen sich oftmals stigmatisiert. Durch ihre »anstaltskranken« Eltern, Geschwister und Kinder sind sie mit einem Makel belastet und wollen nicht allzu genau wissen, was mit diesen geschehen ist. Das geht nach 1945 weiter. Oft dauerte es viele Jahrzehnte »bis sich der Bann löste«.[4] So auch in unserem Bericht. Über den Tod des Sohnes, Bruders und Schwagers wird in der Familie Pohlmann während des Krieges und auch nach dem Krieg nur gemunkelt, später geht sein Schicksal im Familiengedächtnis komplett verloren. Es sollte 73 Jahr dauern, bis sein Leben, Leiden und Sterben wieder ins Bewusstsein der Familie treten konnte. Als 2014 sein damals 76jähriger Neffe (Jg. 1938) in Archiven nach Angaben zu verstorbenen Angehörigen suchte, wurde er völlig unerwartet mit dem tragischen Schicksal seines Onkels Oskar konfrontiert, dem Bruder seiner Mutter.

Oskar Pohlmann wurde vom 29. Mai 1934 bis zum Herbst 1935 und vom 8. Februar 1936 bis zum 22. April 1941 in der Landes-Heil- und Pflegeanstalt Lüneburg wegen »Schizophrenie« behandelt. Er wurde am 22. April als »ungeheilt« in die Zwischenanstalt Herborn verschleppt und am 21.05.1941 in der Tötungsanstalt Hadamar in der Gaskammer mit Kohlenmonoxid ermordet.

Im ehemaligen »NS-Archiv« des Ministeriums für Staatssicherheit der DDR sind 1990 Patientenakten von 30.000 »Euthanasie«- Opfern entdeckt worden. Die übrigen 40.000 Akten müssen als vernichtet gelten. Die Akten lagern jetzt im Bundesarchiv.[5] Die Krankenakte von Oskar Pohlmann ist vollständig erhalten geblieben. Im Niedersächsischen Landesarchiv Hannover ist zudem das Deckblatt der Krankenakte, die sogenannte »Charakteristik«[6] mit Angaben der Personendaten, der Diagno-

---

4 Ebd., S. 9.

5 »Euthanasie« im Dritten Reich. Hinweise zu den Patientenakten aus dem Bestand R 179 Kanzlei des Führers, Hauptamt II b, Stand 30.08.2018. URL: https://www.bundesarchiv.de/DE/Content/Artikel/Ueber-uns/Aus-unserer-Arbeit/»Euthanasie«-im-dritten-reich.html, letzter Zugriff 08.10.2021.

6 Niedersächsisches Landesarchiv Hannover, Hann. 155 Lüneburg ACC, 2004/66, Nr. 8314.

sen und den amtsärztlichen Gutachten, als Dokument erhalten geblieben.[7]

Familiäre Situation

Auf einem Foto aus dem Jahr 1933 begegnet uns ein selbstbewusster, gut aussehender junger Mann mit wachen Augen und gepflegtem Haar. Er ist geschmackvoll gekleidet mit einem zweireihigen Jackett, weißem Stehkragenhemd und eleganter Krawatte. Seine Haltung mit vor dem Oberkörper verschränkten Armen lässt Souveränität und eine gewisse Lässigkeit ahnen.

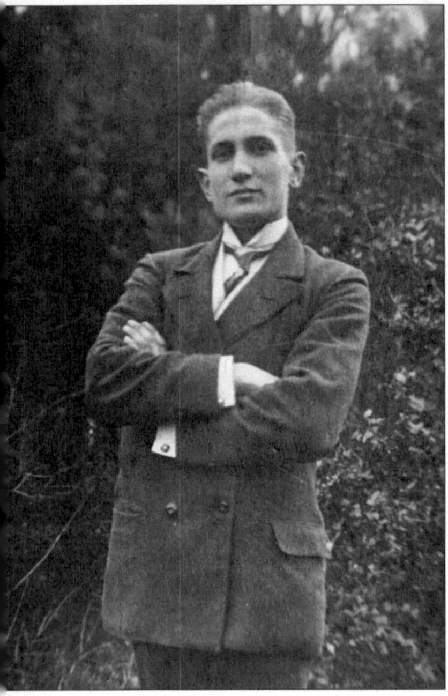

Abb. 2: Oskar Rudolf Walter Pohlmann (1903–1941), 1933 (Foto: privat)

Es ist Oskar Rudolf Walter Pohlmann, geboren am 28. Oktober 1903 in Wieren. Er hat einen vier Jahre älteren Bruder Hans und eine fünf Jahre jüngere Schwester Alma. Familienvater Johann Heinrich Wilhelm Pohlmann, von Beruf Schuhmacher, ist schon 1915 im Alter von fast 65 Jahren verstorben. Seine 21 Jahre jüngere Frau Berta muss sich mitten im ersten Weltkrieg alleine um drei Kinder im Alter von fünfzehn, elf und sechs Jahren kümmern. Mutter Berta hat schon als junge Frau tragische Schicksalsschläge hinnehmen müssen. Ihr erster Mann, 25 Jahre älter als sie, verstarb nur zwölf Monate nach der Eheschließung. Ihren ältesten Sohn Johann Heinrich Wilhelm Pohlmann hat sie als Kleinkind im Alter von 13 Monaten Anfang 1899 zu Grabe tragen müssen.

7 Der »Charakteristikbogen« ist die Hülle bzw. das Deckblatt, in die alle weiteren Aktenblätter eingelegt wurden. Die Krankenakte ist bei der Verlegung nach Herborn ohne den Charakteristikbogen abgegeben worden, der in der Lüneburger Anstalt behalten wurde.

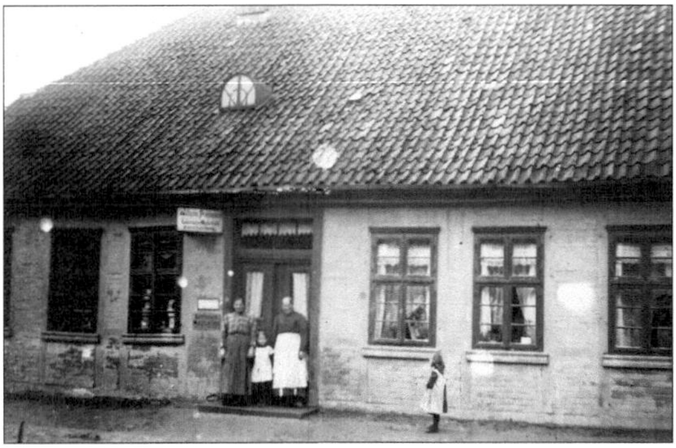

Abb. 3: Wohn- und Geschäftshaus der Familie Pohlmann in Bodenteich, Neustädter Str. 34. Die drei Fenster links vom Eingang gehören zum Kolonialwarengeschäft. Mutter Bertha Pohlmann rechts, Tochter Alma in der Mitte. Ladenschild links von der Tür. (Foto: privat)

Familie Pohlmann betreibt einen Kolonialwarenladen in der Neustädter Straße 34 in Bodenteich. Der älteste Sohn Hans ist wie sein Vater Schuhmacher. Der vier Jahre jüngere Bruder Oskar folgt nicht der Familientradition. Als Berufsbezeichnungen werden bei der Aufnahme in die Heil- und Pflegeanstalt Lüneburg »Dachdecker und Musiker« genannt.[8]

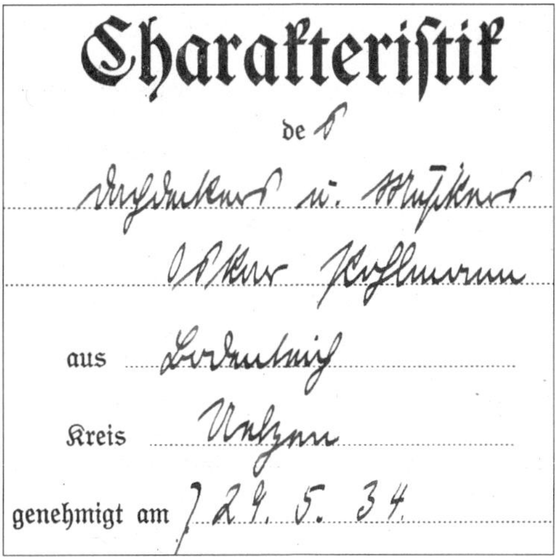

Charakteristik

des

Dachdeckers u. Musikers

Oskar Pohlmann

aus Bodenteich

Kreis Uelzen

genehmigt am 29. 5. 34

Abb. 4: Ausschnitt aus dem Deckblatt der Krankenakte.[9] »Charakteristik des Dachdeckers u. Musikers Oskar Pohlmann aus Bodenteich Kreis Uelzen«

Anhand der Unterlagen lässt sich nicht feststellen, ob Oskar Pohlmann seinen vermutlich erlernten Beruf als Dachdecker noch ausgeübt hat. In der Krankenakte wird im Hinblick auf den Beruf ausschließlich von dem »Musiker« Oskar Pohlmann gesprochen.[10] Der Bodenteicher hat zwar keine professionelle Aus-

8 NHH 155 Lüneburg, ACC 2004/066 Nr. 08314.

9 Ebd.

10 Anhand der erhaltenen Dokumente und den vorliegenden Aussagen

bildung, ist aber allem Anschein nach ein sehr talentierter Amateurmusiker. Er beherrscht Holz- und Blechblasinstrumente und soll auch ein guter Geigenspieler gewesen sein. So kommt seine jüngere Schwester Alma nach seinem Tod in den Besitz von einer Trompete und zwei Geigen. Oskar Pohlmanns besondere Fertigkeit und Liebe gilt jedoch der Klarinette. So ist es nicht erstaunlich, dass er dank seiner musikalischen Begabung 1933 als Klarinettist in die Kapelle der SA-Standarte Uelzen aufgenommen worden ist, wie ein Zeitzeuge dem Neffen von Oskar Pohlmann 2016 berichtet.[11] Für den Zeitzeugen W.M. sind die Vorgänge um Oskar Pohlmann in den Jahren 1933/1934 auch Jahrzehnte später in erstaunlich lebhafter Erinnerung präsent.

Zugleich ist Oskar Pohlmann, wie sein älterer Bruder Hans, langjähriges Mitglied im Männergesangverein Bodenteich. Oskar Pohlmann wird am 12.01.1931 von der Generalversammlung zum Kassenprüfer gewählt und 1933 für zwei weitere Jahre in diesem Amt bestätigt, wie sich aus der Chronik des MGV Bodenteich ersehen lässt.[12] Wie die meisten jüngeren Männer ist er außerdem Mitglied der Freiwilligen Feuerwehr.

---

bleibt unklar, wie Oskar Pohlmann seinen Unterhalt verdient hat. Weiterbeschäftigung als Dachdecker? Durch seinen Dienst in der SA-Kapelle haben sich wohl keine Einkünfte erzielen lassen. »Einen großen Teil der Kosten, z. B. für Uniformen und für Propagandafahrten, bestritten die SA-Männer aus eigener Tasche.«

»Ausrüstungs- und Dienstkosten, sowie Beiträge für die obligatorische Parteimitgliedschaft in der NSDAP, hatten die SA-Männer selbst zu tragen.« Zitiert nach: Zitiert nach: wikipedia.org/wiki/Sturmabteilung.

11 Aussage von Zeitzeuge W.M. (1924-2019). Der Zeitzeuge W.M. ist der Sohn von Martha M., geb. Pohlmann, und Wilhelm M. senior, Martha M. war die Tante von Oskar Pohlmann. Ihr Vater Friedrich Wilhelm Pohlmann (geb. 1859) war der jüngste Bruder von Oskar Pohlmanns Vater Johann Heinrich Wilhelm Pohlmann (1850-1915).
Dokumentiert durch den Neffen A.K. am 12.12.2014.

12 Aussage von Reinhard Appeldorn am 13.12.2014, Vorstandsmitglied im Männergesangverein Bodenteich, Schriftführer von 1974 bis 1986.

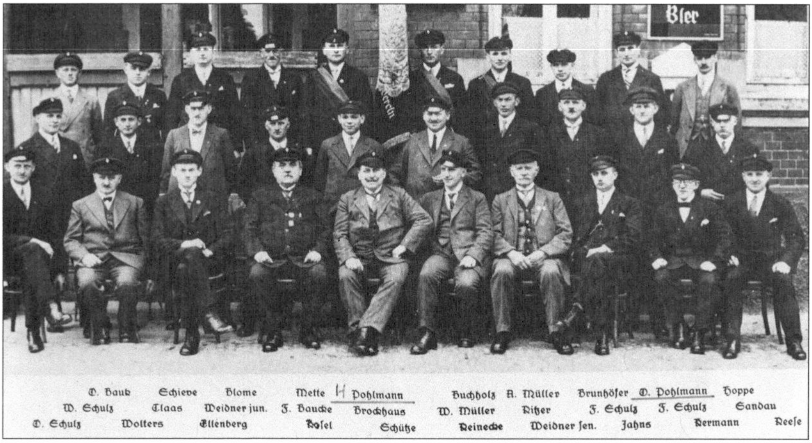

Abb. 5: Männergesangverein Bodenteich 1932. Obere Reihe, links neben der Fahne: Hans Pohlmann; obere Reihe, Zweiter von rechts: Oskar Pohlmann (aus der Festschrift: »150 Jahre Männergesangverein Bad Bodenteich 1850–2000«, Hg. Männergesangverein Bodenteich, Uelzen 2000, S. 39.

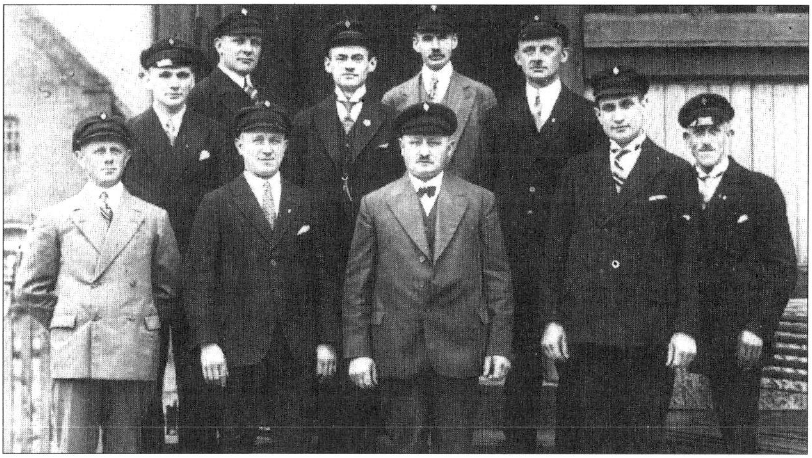

Abb. 6: Der Chor im Jahr 1932, Oskar Pohlmann als zweiter von rechts (ebenfalls aus der Festschrift: »150 Jahre Männergesangverein Bad Bodenteich 1850–2000«)

Oskar Pohlmann ist in die Gesellschaft vor Ort fest eingebunden, spielen doch im ländlichen Raum Gesangvereine und Feuerwehren eine zentrale Rolle im gesellschaftlichen Leben. Die Position eines Kassenprüfers, die ihm im relativ jungen Alter von 28 Jahren erstmalig übertragen wird, ist eine Vertrauensstellung. Seine Tätigkeit wird von den Sangesbrüdern offensichtlich geschätzt und durch dieses Amt honoriert. Diese Informationen zeichnen das Bild eines gut integrierten Mannes, der sich ohne erkennbare Probleme am Dorfleben aktiv zu beteiligen scheint.

Konflikt mit der SA-Standarte Uelzen?

Laut Aussagen von Zeitzeugen soll Oskar Pohlmann schon seit etwa 1925 aktiver Kirchgänger gewesen sein.[13] Sonntags sei Oskar lieber in den Gottesdienst gegangen, als zu Aufmärschen mit der SA-Kapelle anzutreten, wie sich der Neffe noch heute lebhaft an die wiederholten Schilderungen seiner Oma Bertha Pohlmann erinnert.[14] Es stellt sich die Frage, ob das vorsätzliche Versäumen offizieller SA-Veranstaltungen ohne Widerspruch von der lokalen SA-Führung hingenommen wurde. Ein Konflikt scheint unvermeidbar. Denn die dominierende Präsenz der paramilitärisch organisierten SA war in Stadt und Landkreis Uelzen unübersehbar. Am 1. Oktober 1933 verlegte die Brigade 60 der SA-Untergruppe Hannover-Ost[15] ihren Standort nach Uelzen in die Gebäude der heutigen Berufsschule in der Scharnhorststraße.[16] Am 8.Oktober demonstrierte die Brigade ihren Machtanspruch mit einem gewaltigen Aufmarsch von 20.000 Männern auf dem Gelände des Uelzener Stadtguts.[17] Die Mitgliederzahl der SA-Männer verdrei-

13 Zeitzeuge W. M., 2016, siehe oben.

14 Aussage des heute in Bad Bevensen lebenden Neffen.

15 Gliederung der SA: Obergruppe Hannover mit den SA-Gruppen Nordsee (ohne Hamburg), Niedersachsen, Westfalen und Niederrhein. Die SA-Untergruppe Hannover Ost war Teil der SA-Gruppe Niedersachsen. Siehe https://de.wikipedia.org/wiki/Liste_der_SA-Gruppen_und_-Obergruppen, letzter Zugriff 17.06.2022.

Eine SA-Gruppe bestand aus zwei bis sechs Brigaden, eine Brigade aus drei bis neun Standarten. Personalstärke (theoretisch): Brigade ca. 2.000 bis ca. 130.000 Mann, Standarte etwa 650 bis 14.000 Mann. Siehe: https://de.wikipedia.org/wiki/Sturmabteilung, letzter Zugriff 17.06.2022.

16 Reimer Egge: Vom Stresemann zum Braunhemd. Uelzen von 1918 bis 1948, Becker Verlag, Uelzen 2004 (Nachdruck), S. 49 ff.

17 Günter Bismarck: Uelzen 1914-1918. Von den roten Räten bis zum Ende der braunen Bonzen, 2. Auflage, Uelzen 1986, S. 143, Überführung des

fachte sich in Uelzen im Laufe des Jahres 1933 von 350 auf 1.000 Mitglieder.[18] Die SA-Männer waren die Parteisoldaten der NSDAP. Bedingungsloser Gehorsam und militärische Disziplin waren selbstverständlich. Die Stabsgebäude der Brigade wurden ebenfalls nach Uelzen verlegt, hier wurden auch die SA-Sportschule und die SA-Reit- und Fahrschule angesiedelt.[19]
Die Musikzüge, Spielmannszüge und Kapellen, die unter »klingendem Spiel« durch die Straßen zogen, waren wichtiger Bestandteil der Propaganda der SA[20] und demonstrierten durch ihre Auftritte den Machtspruch der Parteiorganisation unüberhörbar.[21] Entsprechend der straffen paramilitärischen Struktur der Naziorganisation war vermutlich auch die Mitgliedschaft in einer SA-Kapelle eine verbindliche Angelegenheit und an strenge Disziplin gebunden. Über die politische Haltung von Oskar Pohlmann finden wir keinerlei Hinweise. Für ihn war die Mitgliedschaft in der SA-Kapelle aber keine bruchlose Aktion. Denn ein Gottesdienstbesuch an Stelle eines Auftritts mit der Kapelle war nach

---

Wehrstahlhelm in die SA.

18 Egge, S. 49.

19 Ebd.

20 »Die Spielmannszüge waren wichtiger Bestandteil der Propagandamärsche der SA, die unter »klingendem Spiel« durch die Straßen zogen. Die Kapellen dagegen wurden vorwiegend bei Veranstaltungen eingesetzt, spielten aber auch zum Ende der Propagandamärsche nach der Abschlusskundgebung. Die Kapellen konnten darüber hinaus außerhalb des SA-Dienstes gemietet werden, wobei in der SADV festgelegt wurde, dass sie nicht unter dem ortsüblichen Tarif bezahlt werden durften.« Martin Schuster: Die SA in der nationalsozialistischen »Machtergreifung« in Berlin und Brandenburg 1926–1934, Dissertation, Berlin 2005, S. 167. URL: https://d-nb.info/974966436/34, letzter Zugriff 14.12.2022.
Ebd., S. 166 »Nach der im September 1932 neu erlassenen SADV sollte bei jeder Standarte ein Musikzug von 27 bis 30 Mann und bei jedem Sturmbann ein Spielmannszug eingerichtet werden.« (Spielmannszüge bestanden aus Trommeln u. Pfeifen; Personalstärke einer Standarte: etwa 300–500 Mann entsprechend einem Bataillon.)

21 Erich Röhm, Stabschef der SA, 1934, in seinen Memoiren: »Ich verlange das Primat des Soldaten vor dem Politiker.« Zitiert nach: Hermann Mau: Die zweite Revolution – der 30. Juni 1934. In: Vierteljahreshefte für Zeitgeschichte, Jg. 1 (1953), Heft 2, S. 119–137. URL: https://www.ifz-muenchen.de/heftarchiv/1953_2_2_mau.pdf, letzter Zugriff 15.12.2022.

dem ideologischen Anspruch der SA undenkbar und musste früher oder später disziplinarische Konsequenzen haben.[22]
Der Zeitzeuge W.M., Jg. 1924, ein Vetter von Oskar Pohlmann, kann sich 2016 noch erstaunlich gut an die Konflikte im Zusammenhang mit der SA-Kapelle erinnern. Laut seinem Bericht sei das kirchennahe Verhalten Oskar Pohlmanns bei den Mitgliedern seiner SA-Kapelle auf Unverständnis gestoßen. Seine Frömmigkeit sei unerwünscht gewesen und habe ihn zu einem Außenseiter gemacht. Deshalb sei er als Mitglied der SA-Kapelle 1933 »ausgegliedert« worden. Damit sei seine Karriere als Musiker plötzlich beendet gewesen. Der Klarinettist und Geiger habe keine weiteren Möglichkeiten für eine musikalische Betätigung gefunden. Dagegen habe er sich aufgelehnt und soll, wie W. M. weiter berichtet, *»rebellisch geworden sein«*.[23] Doch trotz seiner Proteste habe Oskar Pohlmann den Ausschluss aus der SA-Kapelle nicht verhindern können.

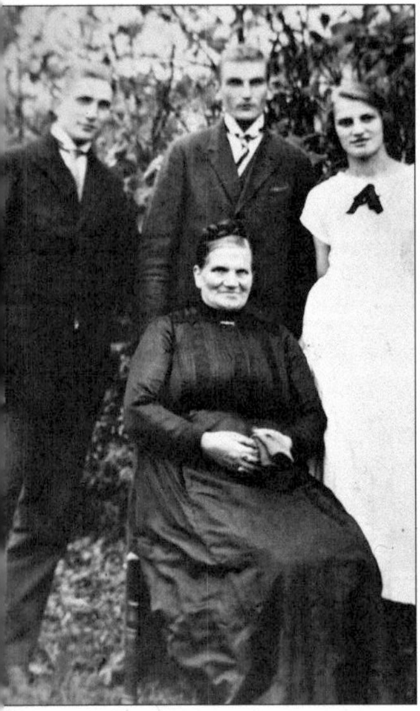

Abb. 7: Familienfoto von 1933, Mutter Berta Pohlmann sitzend (1871 - 1951, verwitwet seit 1915) mit ihren Kindern. V.l.n.r.: Oskar Pohlmann (1903- 1941), Hans Pohlmann (1899 - 1942), Alma Pohlmann, verh. Kaiser (1908 - 1980), sie ist schwanger mit ihrer 1933 geborenen ersten Tochter. (Foto: privat)

Andersartigkeit

Der Hintergrund für Oskar Pohlmanns menschliches und gesellschaftliches Scheitern wird erst 1934 deutlich. Im Aufnahmegespräch in der Landes-Heil- und Pflegeanstalt Lüneburg berichten sein 28-jähriger Schwager Alfried Kaiser, Ehemann von Schwester Alma, und sein Nachbar Schmiedemeister Zeinecke, die ihn beide zur Aufnahme in die Anstalt begleiten, dass der Familie erstmals 1925 ein Verwirrtheitszustand aufgefallen sei, der aber nur wenige Tage ge-

22 »Treue und Disziplin sind die Grundpfeiler der Braunen Armee«, Aufruf Ernst Röhms an die SA und SS zu »Treue und Disziplin«, Völkischer Beobachter vom 25. und 26. Februar 1933, Siehe: https://de.wikipedia.org/wiki/Völkischer_Beobachter, letzter Zugriff 15.12.2022.

23 Zeitzeuge W.M., 2016, siehe oben.

dauert habe. Er habe »*religiöse Ideen*« geäußert und sei »*einige Tage im Bett geblieben*«. Der »*Herr habe sich ihm schon 1925 offenbart*«, wie Oskar Pohlmann 1934 im Aufnahmegespräch mit dem Anstaltsarzt äußert, »*trotzdem habe er sich später gegen ihn versündigt*«. Sexuell betonte Versündigungsideen und Selbstanklagen im Zusammenhang mit Selbstbefriedigung scheinen bei Oskar Pohlmann starke Schuldgefühle ausgelöst zu haben. Die Aufzeichnungen in der Krankenakte deuten darauf hin, dass die geschilderten wahnhaften Erlebnisse den damals 21jährigen Mann zutiefst erschüttert haben. Die Angehörigen beobachten in der Folgezeit eine auffällige Änderung in Oskar Pohlmanns Verhalten. Er habe »*wirre religiöse Reden geführt*«, sei immer »*sehr fromm*« gewesen und sei »*oft in die Kirche*« gegangen. Regelmäßiger Kirchgang – nicht nur an Feiertagen wie Ostern und Weihnachten – ist in den 1920er und Anfang der 1930er Jahre auf dem Lande nicht ungewöhnlich, scheint aber in der Familie Pohlmann, so muss man annehmen, nicht üblich gewesen zu sein.

Die intensive Frömmigkeitspraxis kann man als Versuch deuten, die belastende Not der Versündigungsideen zu kompensieren. Zudem bietet der kirchliche Rahmen ein Gefühl von Schutz und Geborgenheit, den eine Dorfgesellschaft in dieser Form nicht bieten kann. Die offen gelebte »Frömmigkeit« scheint innerhalb der Familie zwar als Auffälligkeit wahrgenommen worden zu sein, wurde aber offensichtlich ohne Konflikte toleriert.

Die Ereignisse im Laufe des Jahres 1925 beschreiben eine erstmalige, wenige Tage dauernde Phase religiöser Wahnideen, verbunden mit Depressivität, Ängsten und Schulderleben. Berücksichtigt man die später in der Krankenakte geschilderten Symptome sind die Vorgänge rückblickend als die erste Episode einer schizophrenen Erkrankung aufzufassen Das erstmalige Auftreten einer akuten Krankheitsepisode zwischen dem 18. und 35. Lebensjahr gilt als typisch. Im Anschluss verbleibt nicht selten eine »Restsymptomatik« mit Beeinträchtigungen der Emotionalität, des Denkens, der Wahrnehmung (»wirre religiöse Ideen und Reden«), im Handeln und im sozialen Miteinander.[24]

---

24 Gesundheitsberichterstattung des Bundes, Heft 50, Themenheft

Beobachtungen der Familie

In den folgenden Jahren beobachtet die Familie, abgesehen von der kirchlichen Orientierung, eine Verhaltensänderung, eine Andersartigkeit, die Schwager Alfried Kaiser mit den Worten beschreibt, er habe sich »*überhaupt komisch*« verhalten. Weitere Erklärungen werden von Alfried Kaiser nicht genannt. Die Änderung im Verhalten muss aber für die Familie deutlich wahrnehmbar gewesen sein. Zu denken ist an Reaktionen im familiären Umgang, die nicht immer logisch zu sein scheinen oder unerwartet von den gewohnten Alltagserfahrungen abweichen.

Im Gespräch mit dem aufnehmenden Anstaltsarzt (29.Mai 1934) wird von Schwager Alfried Kaiser eine sehr persönliche Beobachtung erwähnt, die in ihrer Direktheit überrascht. Oskar Pohlmann, so führt Alfried Kaiser aus, »ging oft in die Kirche, *trieb keinen Geschlechtsverkehr*«.[25] Warum wählt der Ehemann von Oskar Pohlmanns Schwester diese krasse Formulierung zum Sexualverhalten seines Schwagers? War es doch in den 1920 und 1930er Jahren – zumal in einer dörflichen Struktur – feststehende Konvention, keinen vorehelichen Geschlechtsverkehr zu haben. Diesen Umstand mit diesen deutlichen Worten zu erwähnen, wäre von daher eigentlich überflüssig. Man muss zunächst den Gedanken zulassen, dass Alfried Kaiser nicht beabsichtigt, Oskar Pohlmann in ein schlechtes Licht zu rücken. Man kann diese Feststellung, dass Oskar Pohlmann sich sittlich und moralisch einwandfrei verhalten habe, nur vor dem Hintergrund der damaligen intensiven rassenhygienischen NS-Propaganda verstehen. In der Propaganda wurden die »Geisteskranken« massiv vorverurteilt mit dem typischen Vorwurf:

> *»Vor ihrer Unterbringung in einer Anstalt hatten sehr viele Irre Kinder gezeugt und so ihr Leid auf Nachkommen vererbt.«*[26]

»Schizophrenie«, 2010, S. 11. URL: https://www.rki.de/DE/Content/Gesundheitsmonitoring/Gesundheitsberichterstattung/Themenhefte/Schizophrenie_inhalt.html, letzter Zugriff 15.12.2022.

25 Akte Pohlmann, Bundesarchiv, Zentral-Archiv EVZ-LXVIII/5 Akte 12 Signatur R179 7 26996 Bl. 1.

26 Zitat aus dem NS-Propagandafilm »Erbkrank« 1936, Hg. »Rassenpolitisches Amt« der NSDAP.

Mit seiner Aussage, dass sein Schwager keinen Geschlechtsverkehr getrieben habe, möchte sich der NSDAP-Parteigenosse Alfried Kaiser vermutlich schützend vor Oskar Pohlmann, seinen Schwager, stellen. Der Schuhmachermeister versucht dem aufnehmenden Arzt deutlich zu machen: Mein Schwager hat sich bisher in moralischer Hinsicht anständig verhalten. Von ihm geht keine »Fortpflanzungsgefahr« aus, wie die Propaganda behauptet. Diese Feststellung möchte Alfried Kaiser durch den Verweis auf die häufigen Kirchenbesuche zusätzlich stützen.
Die Vorstellungen der nationalsozialistischen Psychiater, an Schizophrenie erkrankten Menschen eine enthemmte Sexualität anzudichten, sind nach heutigen Untersuchungen auch in medizinischer Hinsicht unhaltbar. Neuere Untersuchungen zeigen Hinweise, *»dass bei Schizophrenie und anderen psychotischen Störungen etwa 30–80 % der Frauen und 45–80 % der Männer von sexuellen Funktionsstörungen betroffen sind. Dies betrifft sowohl das sexuelle Interesse, als auch die Erregung, die erektile Funktion sowie die Orgasmusfähigkeit.«*[27]

Zwiespalt

Ein einheitliches Bild über das Schicksal Oskar Pohlmanns lässt sich bis zu seiner Aufnahme in die Landes-Heil- und Pflegeanstalt Lüneburg nicht zeichnen. Auf den ersten Blick tritt uns ein problemlos in die Dorfgemeinschaft integrierter, talentierter Musiker entgegen, der im Männergesangverein Karriere macht und es sogar bis zum Klarinettisten in der Musikkapelle der SA schafft. Im familiären Umfeld hingegen zeichnen sich die beschriebenen Auffälligkeiten im Verhalten ab, die nicht durch einzelne konkrete Vorgänge belegbar sind. Neben seinen wirren religiösen Ideen und einer intensiven kirchlichen Frömmigkeit wird ein als »überhaupt komisch« bezeichnetes Verhalten genannt. Oskar Pohlmanns Andersartigkeit scheint innerhalb der Familie ohne persönliche Anfeindungen to-

27 D. Voos: Psychose – Medikamente Schuld an sexueller Dysfunktion?. In: PPmP, Zeitschrift für Psychotherapie, Psychosomatik, Medizinische Psychologie, 2012 (62). URL: https://www.thieme.de/de/psychiatrie-psychotherapie-psychosomatik/medikamente-und-sexuelle-dysfunktion-43480.htm, letzter Zugriff: 10.01.2023.

leriert worden zu sein. Dass die beobachtete Verhaltensänderung im Zusammenhang mit einer sich anbahnenden schizophrenen Erkrankung steht, konnte die Familie kaum ahnen. Es ist kein Widerspruch, dass die Andersartigkeit bei den sporadischen Treffen des Männergesangvereins vermutlich nicht aufgefallen ist. In den tagtäglichen Kontakten in der Familie lassen sich persönliche Eigenarten und ein Anderssein nicht dauerhaft verbergen.
Im Hinblick auf den Konflikt mit der SA wird laut den Zeitzeugen W.M. und Mutter Bertha Pohlmann ein offener Konflikt eines kirchlich-religiös orientierten Mannes mit den Machtstrukturen der NS-Gesellschaft deutlich, der die Ausgrenzung oder den Ausschluss aus einer Musikkapelle der SA-Brigade Uelzen innerlich nicht verkraften kann.

Die ärztlichen Gutachten vom 29. Mai 1934

Anfang Mai 1934 muss sich die seelische Verfassung von Oskar Pohlmann deutlich verschlechtert haben. Sein Verhalten wird für die Angehörigen auffällig und beunruhigend. Sie sind besorgt und veranlassen am 29. Mai 1934 eine Untersuchung durch den Arzt Dr. H. Jakobs,[28] der seit 1920 in Bodenteich praktiziert. Dr. Jakobs kommt in zwei kurzen Sätzen gutachterlich zu der Feststellung, dass Oskar Pohlmann, 31 Jahre alter Musiker der SA- Standarte Uelzen, an *»religiösem Verfolgungswahn erkrankt«* ist und hält eine *»Unterbringung in der Heilanstalt Lüneburg unter diesen Umständen«* für *»notwendig«*.[29] Am gleichen Tag wird ein weiteres ärztliches Gutachten angefertigt. Verfasser ist vermutlich ein Arzt des Uelzener Gesundheitsamts, obwohl eine Ortsangabe fehlt und der Name des untersuchenden Arztes nicht sicher zu entziffern ist. Eine Aufnahme in eine Psychiatrische Anstalt ist nur mit amtsärztlichen Zeugnis möglich. Beide Schriftstücke scheinen vom aufnehmenden Anstaltsarzt von Hand als Abschriften in die Lüneburger Akte eingetragen worden zu sein. Beide Gutachten enthalten wichtige Angaben zum aktuellen Krankheitsgeschehen. Schwager Alfried Kaiser berichtet dem untersuchenden Amtsarzt,

28 Dr. H. Jacobs, seit 1920 Arzt in Bodenteich, Schäfer, Heinrich: Chronik des Kneipp-Kurortes Bodenteich. Burg – Amt – Flecken, Bodenteich 1985, S. 456.

29 Hann. 155 Lüneburg ACC. 2004/066 Nr. 08314, Bl. 2

dass »*P. schon seit Jahren wirre religiöse Reden führe*«. Seit dem 1. Mai sei er »*unruhig geworden*«. Der Mutter gegenüber »*habe er Selbstmordabsichten geäußert*«, deshalb »*könne man ihn nicht allein lassen*«.[30] Der Schwager berichtet weiter über von Oskar Pohlmann geäußerte Wahrnehmungsstörungen und Gedankenbeeinflussungen. Er habe »*gestern wirre Reden geführt; habe einen fremden Herrn für den lieben Gott gehalten u. geäußert, nachts aus Wohnung gelaufen, mußte in Winsen gehängt werden.*«[31] Dem Arzt gegenüber schildert Oskar Pohlmann schließlich, dass er »*Gott höre*« und das »*Gott ihm im letzten Augenblick vergeben habe*«.

Das Hören von Stimmen, die das Verhalten des Erkrankten kommentieren und mit denen der Betroffene in einem Dialog zu sein scheint, zählt als akustische Halluzination zu den typischen »Positivsymptomen«[32] einer schizophrenen Erkrankung.

Abschließend urteilt der Gutachter: »*Der Untersuchte steht unter dem Einfluß von Wahnideen, er ist geisteskrank u. gemeingefährlich u. bedarf der Aufnahme in eine geschlossenen Anstalt.*«[33] Hinweise für Gemeingefährlichkeit finden sich in keiner der geschilderten Angaben. Der letzte Satz klingt wie eine routinemäßige Formulierung, wie sie für eine Einweisung in eine geschlossene Anstalt üblich zu sein scheint und verweist auf eine angebliche Fremdgefährdung bei sicherlich gegebener Selbstgefährdung. Die Diagnose des gutachtenden (Amts?-) Arztes: »*religiöser Verfolgungswahn*«.[34]

---

30 Ebd.

31 Ebd.

32 »Die Positivsymptome Wahn, Ich-Störungen, Halluzinationen und formale Denkstörungen sind die Kernsymptome einer schizophrenen Psychose und kennzeichnen vor allem die akute Krankheitsepisode.« Bei Positivsymptomen liegt im Vergleich zur ungestörten Funktion eine »übersteigerte« Funktion vor und wird deshalb als Positiv- oder Plussymptomatik bezeichnet. Siehe Themenheft Schizophrenie 2010, S. 8.

33 Hann. 155 Lüneburg ACC. 2004/066 Nr. 08314, Bl. 3
Auch heute geht man davon aus, dass »trotz einer generellen Präferenz für eine ambulante, wohnortnahe Behandlung in der Akutphase eine stationäre Behandlung oft nicht zu umgehen ist, bei Selbst- oder Fremdgefährdung ist sie obligat.« Siehe Wolfgang Gaebel/ Wolfgang Wölwer, Robert Koch-Institut (Hg.): Themenheft Schizophrenie, Heft 50, 2010, S. 26.

34 Ebd.

Diese an den Symptomen orientierte Diagnose verzichtet auf die stigmatisierende Zuschreibung als Schizophrenie, die seit 14. Juli 1933 als »Erbkrankheit« gesetzlich festgeschrieben ist.
Oskar Pohlmann leidet unter akustischen Halluzinationen, fühlt sich durch religiöse Wahnideen bedroht, die ihn bestrafen und körperliches Leid zufügen wollen. Es besteht ein zeitweiliger Realitätsverlust. Infolge seiner Erkrankung ist er nicht in der Lage, die Handlungen und Absichten einer ihm unbekannten Person zu verstehen. Durch intensive Angstgefühle und Selbstzweifel scheint er selbstmordgefährdet.[35] Oskar Pohlmann ist ernsthaft erkrankt, er leidet an einer schweren psychiatrischen Erkrankung., die – wie wir heute wissen – immerhin ein Prozent der Bevölkerung einmal im Leben betreffen kann.[36] *(s. ZE 1 Krankheitsbild Schizophrenie S. 142)*

Aufnahmeuntersuchung in der Provinzial-Heil- und Pflegeanstalt Lüneburg

Noch am gleichen Tag, Dienstag, 29. Mai 1934, wird Oskar Pohlmann von Angehörigen der eigenen Familie, nämlich von seinem Schwager Alfried Kaiser und von einem Nachbarn, dem Schmiedemeister Franz Zeinecke, mit dem PKW in die Landes-Heil- und Pflegeanstalt Lüneburg transportiert.[37] Oskar Pohlmann verhält sich während der Fahrt ruhig, wie bei der Ankunft ausdrücklich betont wird. Trotz der amtlichen/polizeilichen Einweisung scheint man auf einen Transport in einem Krankenwegen mit polizeilicher Beglei-

---

35 Auch aus heutiger Sicht ist die Selbsttötungsrate deutlich erhöht: »Circa 10% aller Menschen mit einer Erstdiagnose einer Schizophrenie unternehmen dabei im ersten Jahr nach Diagnosestellung einen Suizidversuch und je nach Untersuchung kann geschlussfolgert werden, dass 5 bis 15% der Menschen mit einer Erkrankung aus dem Formenkreis der Schizophrenie an einem Suizid versterben.« Deutsches Ärzteblatt, Schizophrenie, Klinische Leitlinie, Jg. 117, Heft 24, 12. Juni 2020, S. 412 »Die Suizidrate entspricht dem 6- bis 12-fachen der Suizidrate in der altersgleichen Gruppe der Allgemeinbevölkerung. Die effektivste Suizidprävention besteht in einer konsequenten, insbesondere auch auf eine Verringerung der depressiven Symptomatik gerichteten Therapie.« Themenheft Schizophrenie 2010, S. 16.

36 Ebd., S. 7

37 Akte Pohlmann, Bundesarchiv, Bl. 2.

tung angesichts der familiären Unterstützung verzichtet zu haben. Im Aufnahmegespräch berichten Alfried Kaiser und der Schmiedemeister Zeinecke dem untersuchenden Arzt über ähnliche Beobachtungen, die auch in den ärztlichen Gutachten dargestellt worden sind. Oskar Pohlmann habe erstmals *»am 1.5.1934 und auch später blühende Versündigungsideen«* geäußert. Er sei *»aufbrausend«* gewesen und habe sich ganz für sich allein gehalten. *»Der Mutter gegenüber habe er oft Selbstmordabsichten geäußert.«*[38]
Auch in der Aufnahmesituation ist Oskar Pohlmann durch Gefühle von Bedrohung und Angst belastet: *»Er werde in Uelzen hingerichtet und habe es aber auch nicht besser verdient.«*[39]
Den Konflikt mit der SA-Kapelle bringen die Begleiter ebenfalls zur Sprache. Der 30jährige habe *»sich bei allen Mitspielern* [der Kapelle, d. Verf.] *entschuldigt«*. Eine Begründung, warum er sich bei den einzelnen (immerhin 27-30 Musiker[40]) Mitspielern der Kapelle entschuldigt hat, wird nicht genannt. Fühlte sich Oskar Pohlmann in seiner kirchlichen Frömmigkeit von den Mitgliedern der Kapelle abgelehnt, wie die Aussage des Zeitzeugen W. M. deutlich machen will? Oder hat die Kapelle, laut den Zeitzeugen, den Klarinettisten wegen seiner wiederholten Disziplinlosigkeit –Gottesdienst statt Auftritt mit dem Musikzug – aus dem SA-Dienst entlassen? Eine Auseinandersetzung mit der SA scheint unvermeidbar gewesen zu sein. Ob allerdings persönliche Entschuldigungen einen Streit mit der paramilitärisch organisierten SA beilegen können, muss man bezweifeln. Die Auseinandersetzung mit einer derart entschlossen auftretenden Organisation wie der SA ist sicherlich mit einer enormen persönlichen Stressbelastung verbunden gewesen. Dieser gravierende Konflikt in einem für ihn so wichtigen sozialen Bereich wie der aktiven musikalischen Betätigung kann entscheidend zu einer endgültigen Manifestation der schizophrenen Erkrankung zu diesem Zeitpunkt beigetragen haben. Die vermutlich mehrwöchige Auseinandersetzung hat die Möglichkeiten des Musikers zur Stressbewältigung überfordert.[41]

38 Ebd., Bl. 3

39 Ebd.

40 Siehe Anmerkung 20/21.

41 »Als weithin akzeptiertes Erklärungsmodell der Krankheitsentstehung

Nach heutigen Vorstellungen geht man davon aus, dass eine erste Psychose dann ausgelöst werden kann, wenn zu einer angeborenen (ererbten) oder erworbenen Vorbelastung weitere belastende psychosoziale Faktoren wie dauerhafte Überforderung, emotional belastende zwischenmenschliche Beziehungen oder traumatische Erlebnisse hinzutreten.

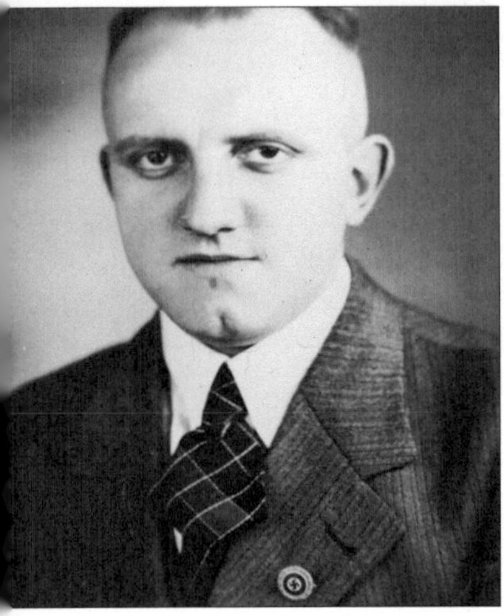

Abb. 8: Schwager Alfried Kaiser (1906 – 1986), Träger des goldenen Parteiabzeichens 42 der NSDAP, offensichtlich in der großen Version (30 mm). Schuhmachermeister in Uelzen und Inhaber des Schuhgeschäfts Kaiser u. Co, Lüneburger Straße 17 (bis 1932 Weißwarengeschäft der jüdischen Kaufmannsfamilie Deutsch, heute: Blumengeschäft), Foto privat.

Erstaufnahme im Pflegebereich der Heil- und Pflegeanstalt Lüneburg

Ohne Widerstreben lässt sich der 30-Jährige im Anschluss an die Aufnahmeuntersuchung auf die Station 21 bringen.[43] Die Erstaufnahme erfolgt im Pflegebereich der

gilt das Vulnerabilitäts-Stress-Coping-Modell. Es geht davon aus, dass eine individuelle, biologisch bedingte Vulnerabilität (wörtlich »Verwundbarkeit«), mit umweltbedingten Belastungsfaktoren (kritische Lebensereignisse, Belastungen oder Konflikte aus dem psychosozialen Umfeld, aber auch biologische »Stressoren«) zusammenkommen muss, für die die betreffende Person über keine wirksamen Bewältigungsstrategien (»Coping«) verfügt. Jeder einzelne Faktor für sich ist für die Krankheitsentstehung im Regelfall nicht hinreichend. Die Vulnerabilität besteht im Sinne einer Krankheitsdisposition auch zwischen akuten Krankheitsepisoden und ist über neuropsychologische und neurophysiologische Indikatoren nachweisbar.« Zitiert nach: Themenheft Schizophrenie 2010, S. 13.

42 Die »große Ausführung« des goldenen Parteiabzeichens wurde auf allen Dienstuniformen der NSDAP und deren Gliederungen, sowie auf militärischen Uniformen bzw. bei Zivilpersonen bei öffentlichen Veranstaltungen am »Gesellschaftsanzug« getragen.

43 Akte Pohlmann, Bundesarchiv, Bl. 3.

Anstalt,[44] deren Gebäude hinter dem zentral gelegenen Wasserturm für die Versorgung chronisch Kranker vorgesehen sind. Sein Krankheitsbild wird also schon bei der Erstaufnahme als schwer und chronisch verlaufend eingestuft.
Auf der Station verhält sich der Bodenteicher unruhig. Er habe immer wieder das Bett verlassen, sich mehrere Male das Nachthemd ausgezogen und nachts wiederholt versucht, sich aus dem Bett fallen zu lassen. Gleichzeitig habe er »*Selbstgespräche*« und »*Gespräche mit einer imaginären Person*« *geführt.* Oskar Pohlmann scheint, Stimmen oder Geräusche zu hören, ohne dass diese tatsächlich vorhanden sind.[45] Die Phasen starker psychomotorischer Unruhe wechseln mit bewegungsarmen Phasen mit ungewöhnlich steifer Körperhaltung, er liege mit »*steifem unnatürlich gekrümmten Hals im Bett*«[46] mit »*geschlossenen Augen*« und »*fest an den Körper angelegten Händen*«. Seine Stimmung ist niedergeschlagen und depressiv. Der Verlust jeglichen Selbstwertgefühls macht seine große seelische Not deutlich. Voller Verzweiflung erniedrigt er sich selbst und scheint selbst sein Ableben zu akzeptieren: »*Man solle ihn nicht mit Herr anreden, er sei nicht würdig zu leben, sehe sein Ende schon ein.*«[47] Da »*er nicht würdig sei, sich zu bedecken*«, wirft er die Bettdecke weg.[48] Der psychiatrische Befund zeigt einen schwer erkrankten Mann, der

44 Zum Pflegebereich der Anstalt gehörten die Häuser 11–26.

45 »Halluzinationen, d. h. die Wahrnehmung von objektiv nicht vorhandenen Reizen oder Objekten, sind bei der Schizophrenie häufig akustischer Natur. Das Hören von kommentierenden oder dialogischen Stimmen, die über den Patienten und sein Verhalten sprechen, zählt zu den typischen Symptomen einer Schizophrenie. Die Irrealität dieses krankhaften Erlebens ist den Betroffenen insbesondere in der akuten Krankheitsepisode kaum zu vermitteln.« Zitiert nach: Themenheft Schizophrenie 2010, S. 9.

46 Die beschriebene ungewöhnliche Körperhaltung wird als »Katalepsie« bezeichnet. Unter Katalepsie, auch Starrsucht oder Gliederstarre, versteht man das anhaltende Verharren in einer bestimmten Körperhaltung. Aktiv oder passiv eingenommene Körperhaltungen werden übermäßig lange unerwünscht beibehalten. Meist ist dabei der Muskeltonus erhöht. Trotz intakter Körperfunktionen können sich die Betroffenen nicht bewegen. Siehe: https://de.wikipedia.org/wiki/Katalepsie, letzter Zugriff 25.12.2023.

47 Akte Pohlmann, Bundesarchiv, Bl. 2.

48 Ebd., Bl. 4.

aus medizinisch-psychiatrischen Gründen nicht in der häuslichen Umgebung bleiben konnte.[49]

Die Anstaltsdiagnose – »Krankheitsform: Schizophrenie«[50] *(s. ZE 1 Krankheitsbild Schizophrenie S. 142)*

In den Tagen nach der Aufnahme lässt sich weiter eine starke innere Unruhe und Ängstlichkeit beobachten. Er habe ratlos gewirkt, oft schlecht gegessen und das Bett immer wieder verlassen. Nach etwa zwei bis drei Wochen sei er motorisch ruhiger geworden. Er habe den ganzen Tag teilnahmslos und bewegungslos im Bett gelegen und habe sogar gefüttert werden müssen.[51] Diese bedrohliche Krankheitssituation muss mit einem hohen pflegerischen Aufwand verbunden gewesen sein. Die beschriebene Symptomatik mit heftiger Erregung und stark vermehrter Motorik im Wechsel mit Phasen stark verminderter Motorik, völliger Apathie ohne jeden inneren Antrieb, sind für manche Formen der Schizophrenieerkrankung nicht ungewöhnlich und lassen an die Sonderform der *»katatonen Schizophrenie«*[52] den-

---

49 »Schizophrenie ist eine schwere psychische Erkrankung, die durch zeitweilige, fundamentale Störungen des Denkens, der Wahrnehmung und des Erlebens mit Beeinträchtigungen bis hin zum Verlust des Realitätsbezugs charakterisiert ist. Sie betrifft weltweit etwa 1 % der Bevölkerung mindestens einmal im Leben, erstmals zumeist bereits in jungen Jahren zwischen dem 18. und 35. Lebensjahr.« Zitiert nach: Themenheft Schizophrenie 2010, S. 7.

50 Das damals gültige Ordnungssystem psychiatrischer und neurologischer Erkrankungen, der »Würzburger Schlüssel« entwickelt vom Deutschen Verein für Psychiatrie, verabschiedet auf der Jahresversammlung in Würzburg am 24. Januar 1933, verwendet ausdrücklich für die Diagnose Schizophrenie den Begriff: »Schizophrener Formenkreis« (siehe: https://de.wikipedia.org/wiki/Würzburger_Schlüssel, letzter Zugriff 30.06.2022) und will damit zum Ausdruck bringen, »dass unterschiedliche Schulen, mit unterschiedlichen Krankheitsdefinitionen und Terminologien arbeiten.« »Nach dem Diagnoseschema des Deutschen Vereins für Psychiatrie waren die paranoischen Reaktionen, die abnormen Reaktionen und die präsenilen Formen eigenständige Krankheitsbilder.« Siehe: Uwe Gerrens, Medizinisches Ethos und theologische Ethik, 1996, S. 32 u. S. 35.

51 Akte Pohlmann, Bundesarchiv, Eintragungen vom 31. Juli 1934.

52 »Ein typisches Merkmal der katatonen Schizophrenie sind motorische Störungen. Diese machen sich durch Bewegungen der Arme, Hände und Beine bemerkbar, die merkwürdig erscheinen. Ebenso sind stereotype

ken.[53] Die sprachlichen Äußerungen scheinen bis auf ein Minimum reduziert, denn Oskar Pohlmann habe *»auf Anrede manchmal mit kurzen geordneten Sätzen geantwortet«*.[54] Trotz der schweren Krankheitssituation sind die Betroffenen bei klarem Bewusstsein, sie sind örtlich und zeitlich orientiert. Psychiatrische Erkrankungen werden oft von starken körperlichen Beschwerden begleitet. Appetitverlust mit deutlicher Gewichtsabnahme ist keine Seltenheit. Erst nach weiteren zwei Wochen ist Oskar Pohlmann in der Lage, das Bett zu verlassen. Er *»verhalte sich ruhig«*, *»mache keine Schwierigkeiten«* und *»esse jetzt regelmäßig«*.[55] Damit scheint nach mehreren Wochen eine erste kritische Phase der Erkrankung überwunden.

Das Krankheitsbild wird von den Lüneburger Psychiatern als »Schizophrenie« aufgefasst. In dem »Würzburger Schlüssel«, dem damals gültigen Ordnungssystem psychiatrischer und neurologischer Erkrankungen, wird die Schizophrenie als »Schizophrener Formenkreis« bezeichnet und macht damit die Schwierigkeiten und Unsicherheit in der Diagnosefindung deutlich. Mit der vereinfachten Diagnosezuschreibung »Schizophrenie«, wie

---

Bewegungsmuster oder seltsame Haltungen möglich, die stundenlang anhalten können. Die Patienten nehmen einen komplett starren Zustand ein, der von Halluzinationen oder Wahnvorstellungen begleitet wird. Die meisten Patienten lassen sich in dieser Verfassung nicht mehr ansprechen. Mitunter geht der Zustand der Starre abrupt in einen heftigen Erregungszustand über. Dabei führen die Erkrankten im schlimmsten Fall sogar körperliche Angriffe auf andere Menschen durch.« Siehe: Katatone Schizophrenie – Ursachen, Symptome & Behandlung | MedLexi.de, letzter Zugriff 22.12.2022.

53 Siehe auch: Themenheft Schizophrenie, 2010, S. 9 ff, Katatone Schizophrenie: »Dieser Typus ist in den vergangenen Jahrzehnten aufgrund vielfältiger Gründe (vor allem bessere Differentialdiagnose, bessere Rehabilitation chronisch Erkrankter, geändertes Diagnoseverhalten) selten geworden (ca. 2% bis 8% der Fälle), bedarf jedoch aufgrund der zum Teil lebensbedrohlichen vegetativen Begleitsymptomatik in Phasen längeren Verharrens in stark abnormen Körperhaltungen einer raschen Behandlung. Die Verlaufsprognose ist eher günstig.«

54 Es besteht ein »psychogenes Schweigen«, das mit einer (neurotischen) Verweigerungshaltung nichts zu tun hat. Die Sprachmotorik ist nicht betroffen. Die Erkrankten können nicht sprechen, auch wenn sie wollen. Siehe: https://de.wikipedia.org/wiki/Mutismus, letzter Zugriff 25.12.2022.

55 Akte Pohlmann, Bundesarchiv, Eintrag vom 31. Juli 1934.

sie auch im »Gesetz zur Verhütung erbkranken Nachwuchses« aufgeführt wird, bleibt der 31jährige zunächst bis Ende Juni 1935 in der Lüneburger Klinik. Während dieser 13 Monate habe sich Oskar Pohlmann, so die Krankenakte, oft verschlossen und in sich gekehrt verhalten, er habe sich abgesondert und *»vor sich hin geträumt«. »Mit anderen Kranken hat er gar keinen Konnex.« »Mit anderen Kranken sprach er aber nie.«*[56] Er äußert sich nur, wenn er angesprochen wird. Als Ausdruck der Negativsymptome leiden viele Schizophrenie-Patienten unter Depressionen, Antriebsverlust bis hin zur Apathie, die Gefühle flachen ab, sie sind nicht in der Lage, Lust oder Freude zu empfinden. Auch der soziale Rückzug mit der beschriebenen Kontaktarmut und die Interessenminderung sind krankheitsbedingte Symptome seiner schizophrenen Negativsymptomatik und haben nichts mit fehlender Bereitschaft zur Mitarbeit zu tun.[57]

Therapeutische Bemühungen

Medikamentöse Behandlungsmöglichkeiten einer schizophrenen Erkrankung standen Anfang der 1930er Jahre im Deutschen Reich noch nicht zur Verfügung. *(s. ZE 1 Krankheitsbild Schizophrenie S. 138)* Die medikamentösen Optionen beschränkten sich auf »beruhigende Arzneien« und Schlafmedikamente.[58] Erregte und unruhige Erkrankte versuchte man durch stunden- oder gar tagelange Warmwasserbäder zu beruhigen. Entsprechend den damaligen

56 Ebd.

57 Themenheft Schizophrenie, 2010, S. 9

58 Vor allem Schlafmittel (Chloralhydrat), ab 1903 Barbiturate (Veronal) und ab 1910 Salvarsan (erstes Injizierbares Arsenpräparat zur mikrobakteriellen Behandlung der Syphilis), die Produktion von Phenobarbital (Luminal) auch für die Epilepsiebehandlung lief seit 1912. Die Markteinführung von Somnifen, Voluntal, Noctal und Prominal erfolgte in der Weimarer Republik. Zu erwähnen sind die Dauerschlaftherapie mit Somnifen bei schweren Schizophrenieerkrankungen (1920, Jacob Kaesi) und die Malaria-Fiebertherapie zur Behandlung der progressiven Paralyse als Endstadium einer nicht oder unzureichend behandelten Syphiliserkrankung. Siehe: Bettina Schubert: Psychiatrie im Wiederaufbau. Das Landeskrankenhaus Neustadt in Holstein. Zwischen »Euthanasie«-Aktion und Reform, Dissertation, Lübeck 2017, S. 27, Fußnote 69.

Vorstellungen konzentrieren sich die therapeutischen Bemühungen der Lüneburger Ärzte, auf das Ziel, Oskar Pohlmann »*in Arbeit zu bringen*«.[59] Durch sogenannte Arbeitstherapie soll eine verbesserte Eingliederung in den Anstaltsalltag, eine Sozialisation auf Anstaltsebene erreicht werden. Die Beschäftigung »gab dem Alltag Struktur und fungierte darüber hinaus als ein Mittel der Vergemeinschaftung«.[60] Sie holte die Erkrankten aus Passivität und Untätigkeit und bot die Möglichkeit, sie entsprechend ihren individuellen Fähigkeiten in den arbeitstherapeutischen Prozess stufenweise einzugliedern. Dabei machte man die Erfahrung, dass sich unter der Arbeitstherapie störende Eigenschaften psychiatrischer und neurologischer Krankheiten besserten. Die Tätigkeit

---

59 Siehe Hermann Simon: Aktivere Krankenbehandlung in der Irrenanstalt, Erstausgabe Berlin/Leipzig 1929, Nachdruck Bonn 1986.
Die systematisch und planvoll eingesetzte Arbeitstherapie – »aktivere Krankenbehandlung« – nach dem Gütersloher Psychiater Hermann Simon (1867-1947, Direktor der Provinzial-Heil- und Pflegeanstalt Gütersloh) ist die einzige zu dieser Zeit bekannte wirksame Behandlungsmethode, die den Verlauf psychiatrischer Erkrankungen positiv beeinflusst.
Simon selbst vertrat »als überzeugter Sozialdarwinist und Erbbiologe nicht nur die Zwangssterilisation der »Minderwertigen« und »Ballastexistenzen«, sondern auch deren Beseitigung, die er »Erlösung« nannte«. Siehe: https://de.wikipedia.org/wiki/Hermann_Simon_(Mediziner), letzter Zugriff 23.12.2022.
Medikamente zur antipsychotischen Behandlung stehen 1934 in Deutschland noch nicht zur Verfügung, obwohl im europäischen Ausland und den USA völlig neue Therapieverfahren sogenannte Schocktherapien mit Insulin und Cardiazol mit großen Erwartungen erprobt werden. Die Insulinkomatherapie wurde erstmals von Manfred Sakel (1900-1957) in Wien an schizophrenen Patienten angewandt. Die neue Therapiemethode wurde im Deutschen Reich zwar wahrgenommen, erstmals 1935 an der Universität Gießen von Wilhelm Enderle (1901-1966) praktisch erprobt. Sie stand aber unter dem Vorbehalt der NS-Psychiater wie Ernst Rüdin, (1874-1952), die störende Rückwirkungen auf das Sterilisationsgesetz befürchteten. Siehe: Hans-Walter Schmuhl/ Volker Roelcke: Heroische Therapien. Die deutsche Psychiatrie im internationalen Vergleich, 1918-1946, Göttingen 2013, Einleitung, S. 12/13.

60 Monika Ankele/ Eva Brinkschulte: Arbeitsrhythmus und Anstaltsalltag. Arbeit in der Psychiatrie vom frühen 19. Jahrhundert bis in die NS-Zeit. Stuttgart 2015, S. 10.

psychisch erkrankter Anstaltspatient:innen in Land-, Hauswirtschaft und Werkstätten hat in der Lüneburger Anstalt eine lange Tradition und wurde schon seit 1902 praktiziert.[61]

Mühsame Schritte

Vermutlich hat auch Oskar Pohlmann diesen Weg auf sich nehmen müssen. Nach einigen Wochen, so wird am 31. Juli 1934 in der Akte notiert, habe er es geschafft, sich an einfachen handwerklichen Arbeiten, wie »Rohrzupfen« zu beteiligen, aber er »*schafft nicht viel in seiner Arbeit, kann sich nur mit großer Überwindung etwas beschäftigen*«.[62] In dieser Beschreibung kann man die große Anstrengung spüren, die Oskar Pohlmann nach der schweren akuten Krankheitsphase auf sich genommen hat, um sich schrittweise an die Lebenswelt der Anstalt anzupassen. Krankheitsbedingt fehlen Initiative und innerer Antrieb, um selber aktiv zu werden. Auch die Bewegungsabläufe eines an Schizophrenie Erkrankten sind oft versteift und verlangsamt. Selbst einfache manuelle Arbeiten werden bei mangelnder Körperkoordination mühsam, eine ver-

61 Die 1901 als vierte Heilanstalt in der Provinz Hannover gegründete »Provinzial-Heil- und Pflegeanstalt für psychisch Kranke Lüneburg« war dem Konzept der Reformpsychiatrie verpflichtet. Das 30 Hektar große Areal mit insgesamt 26 Häusern war nicht eingezäunt, die Fenster waren nicht vergittert. Die einzelnen Häuser waren mit gekiesten Wegen verbunden. Zu jedem Haus gehörte ein Garten, der von den Erkrankten gepflegt wurde. Die Ausstattung der Gebäude mit Zentralheizung und Kanalisation war für damalige Verhältnisse luxuriös. Im Gesellschaftshaus mit großen Saal und Bühne feierten Patient:innen und Pflegepersonal gemeinsam Feste und Gottesdienste. Der Anstaltsalltag sollte als »familienartiges Leben in komfortablen Landhäusern« zur Heilung beitragen. »Psychisch Erkrankte und Menschen mit Behinderungen waren also zunächst in Lüneburg nicht isoliert, [...] sondern besorgten den Anstaltsbetrieb und waren lokal weitgehend includiert.« Der Bruch mit den reformpsychiatrischen Ansätzen begann in den Jahren 1934/1935 mit der rassenhygienischen Ausrichtung der nationalsozialistischen Gesundheitspolitik.
Zitiert nach: Carola S. Rudnick: Vielfalt achten, Teilhabe stärken. In: Forschungen zur Medizin im Nationalsozialismus, Schriftenreihe der Stiftung niedersächsischer Gedenkstätten, Bd. 3, Wallstein 2014, S. 182-210, hier S. 185/186.

62 Akte Pohlmann, Bundesarchiv,. Bl. 4/5, 31. Juli 1934.

langsamte Ausführung darf man daher nicht als Zeichen mangelnder Motivation werten.
Wir wissen nicht, mit welchen Vorstellungen oder gar Vorurteilen, die Pflegkräfte den einzelnen Kranken gegenübergetreten sind. Denn für die nationalsozialistischen Psychiater war die Diagnose »Schizophrenie« mehr als die Beschreibung einer psychiatrischen Krankheit. Diese Diagnose machte jeden davon Betroffenen zu einem »minderwertigen Erbkranken«. *(s. ZE 2 Schizophrenie im damaligen Wissen S. 144)*

Unerwartete Besserung

Im Oktober 1934 – nach etwa fünf Monaten Anstaltsaufenthalt – lässt sich überraschend eine spürbare Besserung erkennen. Er habe sich, so heißt es in der Akte, *»viel mit seiner Klarinette beschäftigt« und »offiziell beim Erntefest*[63] *den ganzen Abend als Klarinettenspieler mitgewirkt, vorher lange dafür geübt«.* Die Beschäftigung mit der geliebten Musik macht ihn freier und offener im Umgang mit seinen Mitpatient:innen, er hat jetzt auch *»Konnex mit anderen«*,[64] wie ausdrücklich in der Krankenakte vermerkt wird. Das wieder aufgenommene intensive Spielen seines Lieblingsinstruments scheint einen positiven therapeutischen Effekt auf seine psychiatrische Erkrankung zu haben, obwohl das komplexe Spiel eines Musikinstruments eine wesentlich höhere geistige, manuelle und vor allem koordinative Anforderung darstellt als die einfache Handarbeit des Rohrzupfens. Sogar die immer wieder erwähnte Kontaktarmut scheint erstmalig durchbrochen. Das gemeinsame Musizieren in einem Ensemble löst ihn aus seiner krankheitsbedingten Isolation.

Keine Entlassung trotz Besserung

Daher stellt sich die Frage, warum Oskar Pohlmann trotz der deutlich erkennbaren Besserung nicht im Herbst 1934 aus der An-

63 Ab 1933 nutzten die Nationalsozialisten das Erntedankfest/Erntefest unter Abspaltung von seiner langen christlichen Tradition für ihre Propaganda, um damit die Landbevölkerung für ihre Ideologie von »Blut und Boden« zu gewinnen.

64 Akte Pohlmann, Bundesarchiv, Bl. 5, 23. Okt. 1934.

stalt nach Hause entlassen worden ist, obwohl in Lüneburg, wie in allen Psychiatrischen Anstalten reichsweit, seit 1933 eine deutliche Überbelegung bestand. So gab es in der Landes-Heil- und Pflegeanstalt Lüneburg in der Zeit von 1919 bis 1932 eine durchschnittliche Belegung mit 714 Patient:innen, die aber von 1933 bis 1938 auf im Schnitt 1135 Patient:innen ganz erheblich anstieg.[65] Jede Entlassung wäre eine Erleichterung für Ärzte und Pflegepersonal gewesen! Ein wesentlicher Grund, Oskar Pohlmann trotz der angespannten Bettensituation in der Anstalt zu behalten, ist wahrscheinlich die noch nicht durchgeführte Zwangssterilisation. *»Da die frei lebenden Erbkranken« als die größte Gefahr für die »Volksgesundheit« angesehen wurden, mussten die Befürworter des Gesetzes fast alle Psychiater über jeden froh sein, der in die Anstalt kam, weil sie dann die Möglichkeit erhielten, ihn zu sterilisieren.«*[66] Die Nazis sind geradezu von der Angst besessen, dass die angeblich ungehemmte Fortpflanzung der »Minderwertigen« in wenigen Generationen zwangsläufig zum unaufhaltsamen Untergang der ihrer Ansicht nach »Höherwertigen« der »arischen Herrenrasse« führen würde. *(s. ZE 8 Keine Wissenschaft, sondern Willkür S. 155 und ZE 12 Der rassehygenische Überwachungsstaat S. 167)*

Rückfall

Im April 1935 – etwa 6 Monate nach der überraschenden Besserung – verschlechtert sich das Befinden von Oskar Pohlmann ernsthaft. Nach den Angaben im Krankenblatt wird er erneut bettlägerig und zeigt ein schweres Krankheitsbild. Er habe dabei fast bewegungslos und steif im Bett gelegen, habe nicht auf Ansprache geantwortet und habe erneut vorübergehend gefüttert werden müssen.[67] *»Hat an Gewicht abgenommen«*. Nach den me-

---

65 Raimond Reiter, Psychiatrie im Dritten Reich in Niedersachsen, S. 51.

66 Heinz Faulstich, Hungersterben in der Psychiatrie 1914-1949, Freiburg i.B. 1998, S. 103.

67 Akte Pohlmann, Bundesarchiv, Bl. 5, Diese Symptomatik mit Katatonie (stark eingeschränkte Beweglichkeit der Muskulatur bis zur Bewegungssteife), Sprachlosigkeit (Affektverflachung) und Antriebslosigkeit entsprechen dem Bleulerschen Diagnoseschema, können aber auch bei einer Depression auftreten.

dizinischen Angaben muss es sich um einen kritischen Zustand gehandelt haben. Vitale Funktionen wie die Nahrungs- und Flüssigkeitsaufnahme scheinen gefährdet und können wohl nur mit erheblichem pflegerischem Aufwand aufrechthalten worden sein. Diese erneute lebensbedrohliche Verschlechterung seines seelischen und körperlichen Befindens mit völliger Apathie und wiederum deutlichen Zeichen einer katatonen Bewegungsstörung[68] kann sich genau in den Wochen abgespielt haben, in denen seine psychiatrische Erkrankung als »Erbkrankheit« vor dem »Erbgesundheitsgericht« Lüneburg verhandelt wird und wohl auch der Beschluss zur »Unfruchtbarmachung« erfolgte.[69]

Man muss daran denken, dass die »Zwangssterilisierung« bei einzelnen Patient:innen traumatisierend wirken und stressbedingt ein Rezidiv der seelischen Erkrankung begünstigen kann.[70] Die Konfrontation mit der bevorstehenden operativen »Unfruchtbarmachung« könnte von Oskar Pohlmann durchaus als belastendes Lebensereignis empfunden worden sein, das seine seelischen Kompensationsmöglichkeiten – ähnlich wie bei der Auseinandersetzung mit der SA-Brigade Uelzen – überfordert hat. Da in den Krankenakten aber keinerlei Hinweise auf den körperlichen und psychischen Zustand vor dem operativen Zwangseingriff zu finden sind, lassen sich ursächliche Zusammenhänge kaum belegen. In der Regel erfolgt die Verhandlung vor dem Erbgesundheitsgericht mit dem Beschluss zur »Unfruchtbarmachung« etwa 4 Wochen vor dem Operationstermin, da formal eine Widerspruchsfrist von vier Wochen eingehalten werden muss.

Oskar Pohlmann hat in den vergangenen Wochen die bisher wohl gefährlichste Phase seiner Erkrankung überlebt. In der Krankenakte wird die zurückliegende Situation am 20. Juni 1935 nur im

68 Katatonie: extrem erhöhte Muskelspannung im ganzen Körper.

69 Die geschilderte Symptomatik aus extremer Muskelsteife und Bewegungsarmut wird als »katatoner Stupor« bezeichnet und ist auch nach heutiger Beurteilung unbehandelt ein lebensbedrohlicher Zustand. Siehe: Themenheft Schizophrenie, S. 10.

70 Gisela Drescher-Müller: Einstellungen und Verhaltensdispositionen der Anstaltspsychiater zur Zwangssterilisation bei schizophrenen Frauen während des Nationalsozialismus, Dissertation, Landau 2008, S. 211-212.

Telegramm-Stil erwähnt : »*Nachdem der Hemmungszustand*[71] *abgeklungen war*«, sei » *P. wieder mit zur Außenbeschäftigung gegangen, wo er willig und anstellig war.*«[72]

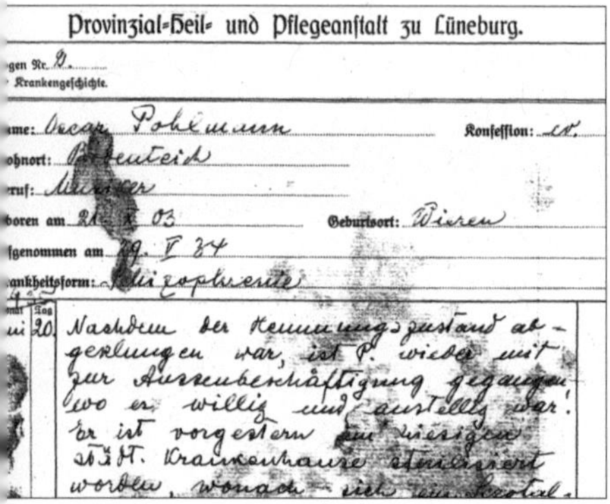

Provinzial-Heil- und Pflegeanstalt zu Lüneburg.

Name: Oscar Pohlmann — Konfession: ev.
Wohnort: [illegible]
Beruf: [illegible]
Geboren am 21. X. 03 — Geburtsort: Wieren
Aufgenommen am 29. V. 34
Krankheitsform: Schizophrenie

Juni 20. Nachdem der Hemmungszustand abgeklungen war, ist P. wieder mit zur Aussenbeschäftigung gegangen, wo er willig und anstellig war. Er ist vorgestern im hiesigen städt. Krankenhause sterilisiert worden, wonach sich ein Scrotal-

Abb. 9: Krankenakte Oskar Pohlmann [Auszug], Bundesarchiv Zentralarchiv LXVIII/5 Akte 12 Signatur: R 179/26996

»1935, Juni 20.: Nachdem der Hemmungszustand abgeklungen war, ist P. wieder mit zur Aussenbeschäftigung gegangen, wo er willig und anstellig war. Er ist vorgestern im hiesigen städt. Krankenhaus sterilisiert worden, wonach sich ein Scrotalhämatom entwickelt hat. Liegt fest zu Bett. urch die Operation u. die Folgen nicht irgendwie alteriert. Nahrungsaufnahme und Schlaf sind gut.«[73]

Zwangssterilisation im Juni 1935

(s. ZE 3 Operative »Unfruchtbarmachung«en S. 146)

Wie nebenbei wird in der Krankenakte für den 20. Juni 1935 der folgende Eintrag vermerkt: »*Er ist vorgestern im hiesigen städt. Krankenhause sterilisiert worden, wonach sich ein Scrotalhämatom gebildet hat.*« Nach der operativen »Unfruchtbarmachung« mit beiderseitiger Durchtrennung der Samenleiter hat sich ein Bluterguss im Hodensack als typische Begleiterscheinung entwickelt. Die regelmäßig mit der Operation verbundenen starken Schmerzen werden nicht erwähnt. Es wird lediglich festgestellt, dass er fest zu Bett liegt und » *durch die Operation und die Folgen nicht irgendwie alteriert ist*«[74], denn »*Nahrungsaufnahme und Schlaf sind gut.*« Die postoperativen Beschwerden bewegen sich nach diesen Beschreibungen im Rahmen des Erwartbaren. Protest oder Enttäuschung, mit der die Ärzte möglicherweise gerechnet haben, werden nicht erwähnt. Die Beschreibung der Operationsfolgen klingt wie ein Routinevorgang. Aber die bei Oskar Pohlmann vollzogene Sterilisation ist nicht das Resultat einer therapeutisch notwendigen Operation. Sie ist

71 Gemeint ist der katatone Stupor.

72 Akte Pohlmann, Bundesarchiv, Bl. 7, s. Abb. 8.

73 Ebd.

74 Ebd.

die fast unausweichliche Umsetzung eines Beschlusses des Lüneburger »Erbgesundheitsgerichts«. Ein Einspruch vor dem Celler Erbgesundheitsobergericht war nahezu aussichtslos. *(s. ZE 5 »Erbgesundheitsgerichte« S. 151 und ZE 6 »Erbgesundheitsgericht« Lüneburg 152)*

Denn der faschistische Staat hatte sich durch neue Gesetze im Bereich von Gesundheit, Ehe und Familie einen Zugriff auf jeden Volksgenossen verschafft. Von jetzt ab konnte die Nazi-Obrigkeit durch das sogenannte »Erbgesundheitsgesetz« über die »*Wertigkeit*« oder »*Minderwertigkeit*« jeder einzelnen Person für den Staat und die Allgemeinheit entscheiden. *(s. ZE 4 »Erbgesundheitsgesetz« S. 148)*

Vor allem hatte er sich das Recht besorgt, mit den neu geschaffenen »Erbgesundheitsgerichten«, »*schädliche*« Fortpflanzung angeblich Minderwertiger zu verhindern.[75] Das mit Neujahr 1934 in Kraft gesetzte »Gesetz zur Verhütung erbkranken Nachwuchses« ist keine angewandte Wissenschaft, wie von den NS-Ärzten behauptet, sondern angewandte medizinische und juristische Willkür. *(s. Zeitgeschichtliche Einordnung, S. 157)*

Die Zwangssterilisationen gehören bereits 1935 – im ersten Jahr nach Inkraftsetzung des nationalsozialistischen Sterilisationsgesetzes zum Klinikalltag. Die Zahl der durch Gerichtsbeschluss und Nachweis der »Unfruchtbarmachung« belegten Sterilisationen hat sich in Lüneburg binnen eines Jahres fast verdoppelt, von 50 Fällen im Jahr 1934 auf 95 Fälle im Jahr 1935.[76] *(s. ZE 7 Die »Unfruchtbarmachung« als Therapie S. 155)*

Hinweise auf die Verhandlung vor dem Lüneburger »Erbgesundheitsgericht« finden sich in der Akte nicht. Jeder Anstaltsdirektor, so auch Dr. Max Bräuner (1882–1966), ist zur Anzeige seiner Anstaltskranken gesetzlich verpflichtet, die unter das sogenannte Erbgesundheitsgesetz fallen. Als Psychiater und in seiner Funktion als Anstaltsleiter kann Bräuner direkt eine operative »Unfruchtbarmachung« bei Gericht beantragen – ohne vorherige Anzeige beim Lüneburger Amtsarzt. Nichtanzeige ist mit einem

75 Ebd., S. 36.
76 Carola S. Rudnick: Schwachsinn wurde hier nicht festgestellt, Zwangssterilisation in Lüneburg, Husum, 2017, S. 19.

Bußgeld von 150,00 RM belegt. Für Patient:innen der Anstalt tagt das sogenannte »Erbgesundheitsgericht« vor Ort in Räumen der LHP. Wie wir aus anderen Fällen wissen[77], werden die schriftlichen Ladungen und der Beschluss des Sterilisationsgerichts in einem offenem Briefumschlag in der Krankenakte aufgehoben. Der Umschlag ist auf der Außenseite mit dem Aufdruck: »Vertraulich! Vor Absendung der Akte herausnehmen« beschriftet. Die Täter wollen für ihre Untaten keine Zeugen. *(s. ZE 3 Operative »Unfruchtbarmachung«en S. 146)*

Entlassung aus der Anstalt

Wenige Wochen nach der Zwangssterilisation muss Oskar Pohlmann aus der Landes-Heil- und Pflegeanstalt Lüneburg entlassen worden sein. Das Datum der Entlassung ist nicht in seiner Krankenakte vermerkt. Auch liegt kein medizinischer Befund zum Zeitpunkt der Entlassung vor. Während des 13-monatigen Aufenthalts in der Klinik haben insgesamt sechs ärztliche Kontakte stattgefunden. Besuch von seinen Angehörigen hatte er wahrscheinlich nicht, denn es liegt keine Besuchskarte in den Akten vor. Aber er stand mit ihnen in brieflichem Kontakt, *»Schreibt ab und zu an seine Angehörigen.«* (15. Januar 1935).[78] Die Bedingungen, unter denen Oskar Pohlmann mehr als ein Jahr lang leben musste, sind aus heutiger Sicht erschreckend. Die Lüneburger Anstalt ist seit 1933 überbelegt. Der tägliche Aufwand für die Mahlzeiten, so genannte »Speisungskosten«, liegt mit 46 Pfennig am Rande des Existenzminimums. Vor allem bedeutet es für ihn den Verzicht auf jegliche Privatheit: Schlafen in Gemeinschaftsschlafräumen, gemeinsames Essen und Arbeiten in Gruppen.
Rückblickend – so kann man wohl sagen – hat die Beschäftigung mit der Musik – mit der Klarinette, seinem Lieblingsinstrument – im Zusammenhang mit dem »Erntefest« entscheidend zu seiner vorübergehenden seelischen Besserung beigetragen.

---

77 Ein entsprechender Briefumschlag fand sich in der Krankenakte von Hans Pohlmann, Oskar Pohlmanns Bruder.

78 Akte Pohlmann, Bundesarchiv, Bl. 5.

Familiäre Belastung?

Lässt sich in der Familie Pohlmann eine erbliche Belastung im Hinblick auf eine schizophrene Erkrankung nachweisen? Eine schizophrene psychiatrische Erkrankung ist in den Familien der Eltern und Großeltern von Oskar Pohlmann nicht bekannt, soweit dies anhand der Familienüberlieferung feststellbar ist. Bekannt sind eine Epilepsie-Erkrankung eines Vetters (Paul Pohlmann, 1892-1942) und eine geistige Minderbegabung bei einer Cousine (Helene Pohlmann, 1906–1943, jüngere Schwester von Paul Pohlmann, langjähriger Aufenthalt in den Rotenburger Anstalten der Inneren Mission, ermordet 1943 in der Anstalt Weilmünster). Beide Krankheitsbilder bzw. Einschränkungen sind von einer schizophrenen Psychose eindeutig abzugrenzen. Hans Pohlmann (1899-1942), der ältere Bruder von Oskar Pohlmann, erkrankt Anfang Dezember 1939 während seines Militärdienstes (Einberufung 19.09.1939) mit einem psychiatrischen Krankheitsbild, das zuerst von Wehrmachtsärzten in verschiedenen Lazaretten und ab Dezember 1940 von den Anstaltspsychiatern in Lüneburg als Schizophrenie eingeordnet wird.[79] Nach sorgfältiger Auswertung der Krankenakte muss man rückblickend im Hinblick auf die Diagnose Schizophrenie Zweifel äußern. Eine Positivsymptomatik wird nie erwähnt. Hans Pohlmann erkrankt 1941 während einer extrem belastenden und risikoreichen Azoman® Krampftherapie[80] nach 7-wöchiger Behandlung an Lungentuberkulose. Tu-

79 NLA Nds. 330 Lüneburg, Acc. 2004/1304, Nr. 01156.

80 Durch die hochdosierte intravenöse Injektion des Kreislaufmedikaments Azoman® wird ein epileptischer Krampfanfall ausgelöst. Die risikoreiche, für die Betroffenen starke belastende Therapie dauert durchschnittlich zehn Wochen mit drei Anwendungen pro Woche. »Die Heftigkeit des Geschehens der damaligen Cardiazol- und Elektrokrampftherapie spiegelte sich nicht zuletzt in der Komplikation der Knochen- bzw. Wirbelfrakturen wider.« Zitiert nach: Lara Rzesnitzek: Zur Einführung der »Schocktherapien« und Leukotomie in Deutschland, Habilitationsschrift, Berlin 2029, S. 90.
Diese Anfang der 1930er Jahre entwickelten »aktiven« Therapieverfahren (Insulinkoma, Krampftherapie mit Cardiazol oder Azoman und Elektroschock) kommen in vielen Ländern Europas und in den USA zur Anwendung. Viele Psychiater sehen die Verpflichtung »in allen Fällen von Schizophrenie die aktiven Behandlungsformen zur Anwendung zu bringen.«

berkulosekranke sind wie an Schizophrenie Erkrankte »minderwertige Erbkranke«, denn die NS Rassenhygieniker behaupten, dass Schizophrene auch eine Veranlagung zur Tuberkulose ererbt hätten. Hans Pohlmann verstirbt am 04.Mai 1942. Tuberkulose wird zur häufigsten Todesursache in psychiatrischen Anstalten bis 1945. Schon durch die kärgliche Ernährung wird diese Lungenkrankheit zu einer unheilbaren Erkrankung. »Minderwertige Erbkranke« sind zum Dahinsiechen verurteilt. Ihr massenhafter Tod wird durch bewusste Mangelernährung und pflegerische Unterversorgung billigend in Kauf genommen, geschieht er doch ohne Belastung des Anstaltsbudgets.
Man muss davon ausgehen, dass der angebliche »Erbminderwert« der Familien Pohlmann in Bodenteich und Wieren von den zuständigen Gesundheitsämtern in Lüneburg, Rotenburg und Uelzen penibel in Sippentafeln und auf Karteikarten erfasst worden ist. Denn im Jahr 1936 war vom Reichsministerium des Inneren die »erbbiologische Bestandsaufnahme« der gesamten Bevölkerung im Deutschen Reich angeordnet worden. Beabsichtigt war, nach den Worten von Leonardo Conti, Reichsärzteführer und Gesundheitsstaatssekretär, *»eine lückenlose Beurteilung des Gesundheitsablaufs und des Erbwerts«*. Ziel der Massenerhebungen ist die Anlage einer reichsweiten zentralen »Erbkartei«, um *»einen Überblick über die zukünfti-*

Die neuartigen Therapien werden ab September 1937 auch in den Heil- und Pflegeanstalten Lüneburg, Osnabrück, Hildesheim und Wunstorf angewandt. Siehe: Urs German: Ein Insulinzentrum auf dem Land. Die Einführung der Insulinbehandlung und der therapeutische Aufbruch der Schweizer Psychiatrie der Zwischenkriegszeit. In: Heroische Therapien [...] Göttingen 2013, S.149. Sowie Ebd.: Christof Beyer: Die Einführung der „heroischen Therapien" in den Heil- und Pflegeanstalten der Provinz Hannover 1936-1939, S.233-250.

Nach Untersuchungen von G. Hohendorf mit Auswertung einer großen Stichprobe erhaltener »T4«-Akten ist etwa jeder 20. Anstaltspatient 1940/1941 mit einer der modernen Behandlungsstrategien therapiert worden. Ein Versagen der somatischen Therapieverfahren ist ein negatives Selektionskriterium und bedeutet Lebensgefahr für die Therapieversager. Siehe G. Hohendorf: Therapieunfähigkeit als Selektionskriterium. In: Heroische Therapien, 2013, S.296.

ge Entwicklung des deutschen Erbstroms zu ermöglichen«.[81] Auch in allen Heil- und Pflegeanstalten wurde die »erbbiologische« Erfassung mit hoher Intensität betrieben, Sippentafeln und Karteikarten mussten der »Landeszentrale für Erbbiologie« in Hannover mitgeteilt werden. Unterlagen wurden mit den Gesundheitsämtern ausgetauscht, so dass eine totale »erbbiologische«, d.h. rassistische Kontrolle der Bevölkerung resultierte. Vorrangiges Ziel war es, angeblich »minderwertige« und »erbkranke« deutsche »Volksgenossinnen und Volksgenossen« zu erfassen und durch »Unfruchtbarmachung« von der Fortpflanzung auszuschließen.
Den Amtsärzten ging es ausschließlich um eine Beurteilung des »Erbminderwertes« der erkrankten Familienmitglieder einschließlich aller weiteren Familienmitglieder, der gesamten »Sippe«: Eltern, Großeltern, Geschwister, Kinder und Enkelkinder. Auch völlig gesunde Angehörige wurden als »Nuranlagenträger«, als Gefährder der Volksgesundheit abgestempelt und ebenfalls an den Pranger gestellt. Die rassistische Agenda der Nazis reduzierte Wert und Würde der Menschen auf ihren »Erbwert«. Wenige Jahre später wurden »Minderwertige« dann als »Lebensunwerte« und »nutzlose Esser« aussortiert und ermordet. *(s. 12 Der »erbbiologische Überwachungsstaat« S. 167)*

Außenseiter

Nach der Entlassung aus der Landes-Heil- und Pflegeanstalt Lüneburg ist der jetzt 31jährige Oskar Pohlmann ein gesellschaftlicher Außenseiter. Durch seinen Aufenthalt in einer »Irrenanstalt« gehört er als »Schizophrener« und »Geisteskranker« zu den »Verrückten« und ist als »Unfruchtbargemachter« lebenslang mit dem Stigma eines »minderwertigen Erbkranken« belegt: ein Leben auf dem Abstellgleis.
Für die Behörden gilt seine Zwangssterilisation als unwiderlegbarer Beweis seiner »Minderwertigkeit«, auch um soziale Unterstützungen zu verweigern. Die nationalsozialistischen Ärzte gehen hingegen wie selbstverständlich davon aus, dass die »Volksge-

81 Bock, Zwangssterilisation, S. 204.

meinschaft« für die Erhaltung eines gesunden »Volkskörpers« nichts weniger als das »vaterländische Opfer« der »Unfruchtbarmachung« von einem »minderwertigen« »Volksgenossen« wie Oskar Pohlmann erwarten kann.
Man kann sich kaum vorstellen, dass der so stigmatisierte Musiker, je wieder für eine Musikkapelle engagiert wird, im Männergesangverein Bodenteich mitsingen darf oder bei einer privaten Feier als Musiker aufspielen kann. Ob er es gewagt hat, noch einmal einen Gottesdienst zu besuchen? Über den Umgang innerhalb der Familie liegen keine Mitteilungen vor. Wir wissen nicht, wie die Bodenteicher Angehörigen mit der Andersartigkeit ihres Sohnes, Bruders und Schwagers umgegangen sind, den sie seit vielen Jahren als »komisch« empfunden haben, und mit dessen Kirchlichkeit und Verhalten sie nicht umzugehen wussten. Es überrascht nicht, dass sich im familiären Umfeld erneut Spannungen und Auseinandersetzungen entwickeln, wie die Vorgänge wenige Monaten später, im Februar 1936, zeigen werden.

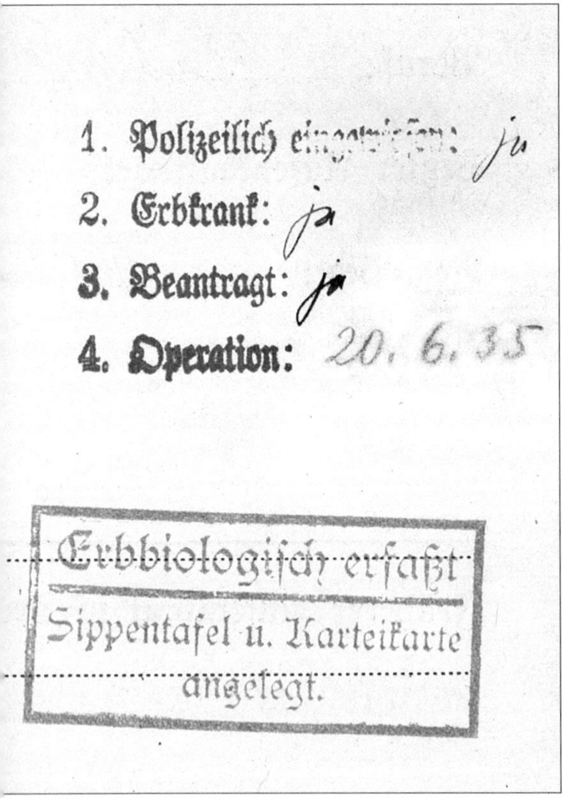
1. Polizeilich [illegible]: ja
2. Erbkrank: ja
3. Beantragt: ja
4. Operation: 20. 6. 35

Erbbiologisch erfaßt
Sippentafel u. Karteikarte angelegt.

Abb. 10: Ausschnitt Deckblatt Krankenakte Oskar Pohlmann (FN 82)

»Rassenhygienische« Dokumentation: »Zwangssterilisation« und »Erbbiologische Erfassung«.

Eintragung des Sterilisationsdatums Im Original mit Rotstift, Beleg der »Erbbiologischen Erfassung«

(»Sippentafel«, »Karteikarte«) mit roter Stempelfarbe.

Zweiter Aufenthalt in der Landes-Heil- und Pflegeanstalt Lüneburg:

Von der Fortpflanzungsauslese zur Vernichtungsauslese

Erneute Spannungen im Elternhaus

Am Samstag, den 8. Februar 1936 wird Oskar Pohlmann zum zweiten Mal in der Landes-Heil- und Pflegeanstalt Lüneburg aufgenommen. Über das seelische und körperliche Befinden von Oskar Pohlmann nach seiner Entlassung im Herbst 1935 wird in den Unterlagen nicht berichtet. Im Bodenteicher Elternhaus muss es Ende Januar/ Anfang Februar 1936 zu gravierenden Spannungen und handgreiflichen Auseinandersetzungen gekommen sein. Die Konflikte scheinen so weit eskaliert zu sein, dass die Polizei eingeschaltet wird. Auf Veranlassung des Herrn Bürgermeister als Ortspolizeibehörde[82] wird das Gesundheitsamt Uelzen informiert.

Am 4. Februar 1936 hat der zuständige Amtsarzt Dr. Sander »*den Musiker Oskar Pohlmann daraufhin untersucht, ob seine erneute Unterbringung in der Heil- und Pflegeanstalt Lüneburg notwendig ist.*« »*Nach Angabe der Angehörigen sei er seit einigen Tagen erneut unruhig geworden, habe am 3.2. Fensterscheiben eingeschlagen, seinen Bruder am Hals gewürgt und auch andere Angehörige bedroht*«. Bei der amtsärztlichen Untersuchung habe er »*vollständig stumpf*«, so schreibt der Amtsarzt, »*in einem Lehnstuhl*« gesessen, sei »*kaum zu einer Antwort zu bewegen*« und habe »*keinerlei Erklärungen für seine Erregungszustände*« abgegeben. Dr. Sander hält wegen der erneut aufgetretenen Erregungszustände bei feststehender Diagnose Schizophrenie die Unterbringung in der Heil- und Pflegeanstalt Lüneburg für notwendig. Der von den Angehörigen beschriebene Erregungszustand mit Sachbeschädigungen

82 Die Bürgermeister sind im NS-Regime Chef der jeweiligen Ortspolizeibehörde.

und der gewaltsame Angriff auf den Bruder sind Symptome einer erneuten schizophrenen Episode.

Überlegungen warum die schizophrene Erkrankung ein weiteres Mal mit diesen schwerwiegenden Symptomen in Erscheinung tritt, werden vom gutachtenden Arzt nicht angestellt. Das Gutachten ist eine Beschreibung der äußeren Abläufe. Die damaligen Psychiater beobachten die vielfältigen äußeren Erscheinungen dieser rätselhaften Erkrankung. Dabei gehen sie nicht davon aus, dass es einen Zusammenhang der seelischen Vorgänge mit dem Innenleben der Erkrankten geben könnte. Auch äußere Umstände scheinen ihnen nicht so wichtig zu sein. In heutiger Sicht wäre es naheliegend gewesen, die Angehörigen nach möglichen Stressbelastungen wie Konflikten innerhalb der Familie, nach Streitigkeiten oder kritischen Bemerkungen zu befragen. Belegt ist nämlich, dass

> *»intensive emotionale Belastungen aus dem unmittelbaren Beziehungsfeld des Erkrankten in Gestalt kritischer Bemerkungen, Feindseligkeit oder Überfürsorglichkeit das Erkrankungs- und Rückfallrisiko erheblich erhöhen können. Dieser Faktor scheint insbesondere bei Männern eine Rolle zu spielen.«*[83]

Auch aus heutiger Sicht weiß man, dass akute Erregungszustände häufig bei Patient:innen auftreten, die an Schizophrenie leiden.[84] Auch dann, wenn Oskar Pohlmann kurzfristig Gewalt gegenüber seinem Bruder angewandt hat, scheint eine generell erhöhte Gewaltbereitschaft bei an Schizophrenie erkrankten Menschen nicht zu bestehen. *»Die überwiegende Mehrheit schizophrener Kranker ist jedoch nicht gewalttätig, sondern sogar überproportional häufig Opfer von Gewalttaten.«*[85]

---

83 Themenheft Schizophrenie, S. 14.

84 »Oftmals sind Agitationen auch der Grund für eine Einweisung in eine psychiatrische Klinik. In einer spanischen Studie hatte bei 61,9 % aller Patienten, die mit der Diagnose Schizophrenie stationär aufgenommen wurden, agitiertes Verhalten eine besondere Rolle gespielt«. Zitiert nach: https://www.psychisch-erkrankt.de/agitation/ursachen-verlauf/agitation-erkrankungen/schizophrenie/, letzter Zugriff 23.12.2022.

85 »Zwar finden sich unter schizophren Erkrankten gegenüber der sonstigen Bevölkerung eine geringfügig erhöhte Gewaltbereitschaft und mehr Gewaltdelikte, die höhere Aggressivität ist jedoch häufig auf sekundäre Faktoren zurückzuführen, insbesondere auf vor Krankheitsausbruch bestehende, antisoziale Persönlichkeitsstörungen sowie Alkohol- und

Die Rolle der Familie

Die Rolle der Familie bei den Einweisungen lässt sich rückblickend schwer beurteilen. Die Situation im Februar 1936 war für alle Beteiligten nicht ohne Risiko. Ein weiteres häusliches Zusammenleben scheint angesichts der Übergriffe für Mutter Berta und Bruder Hans nicht zumutbar gewesen zu sein. Die Benachrichtigung von Polizei und Amtsarzt kann man in Betracht der Umstände als angemessen und notwendig bezeichnen. Selbst wenn man die Tatsache berücksichtigt, dass nach den Untersuchungen von Gerrit Hohendorf »*die Initiative zur Anstaltseinweisung in etwa 40% der Fälle von den Angehörigen ausgegangen ist*«,[86] kann man nicht davon ausgehen, dass sich die Familie durch die Unterbringung ihres Sohnes, Bruders, und Schwagers in einer Heilanstalt eine Erleichterung verschaffen wollte. Erneut begleitet Schwager Alfried Kaiser Oskar Pohlmann in die Anstalt. Er berichtet im Aufnahmegespräch, dass es nach der Entlassung zunächst zu Hause einigermaßen gegangen wäre. Er schildert die erneute Unruhe und spricht von »*ausfallendem Verhalten*« und Androhung von »*Gewalttaten*«. Gestern habe er Fensterscheiben eingeschlagen und seinen Bruder am Hals gewürgt.[87] Bei der Aufnahme verhält sich Oskar Pohlmann auffällig ruhig und »*leugnet die ihm zur Last gelegten Dinge*«. Er zeigt sich verschlossen und »*redet spontan überhaupt nicht*«.[88]
Erneut erfolgt nach einer Phase mit starker psychomotorischer Erregung der Übergang in eine Phase mit Bewegungsarmut, Sprachlosigkeit und sozialem Rückzug. Ein Verlauf, wie er sich bei vorangehenden Episoden ähnlich abgespielt hat.

Substanzmissbrauch und Nichtbehandlung der Erkrankung. Die überwiegende Mehrheit schizophren Kranker ist jedoch nicht gewalttätig, sondern sogar überproportional häufig Opfer von Gewalttaten.« Zitiert nach: Themenheft Schizophrenie, S. 14.

86 Zitiert nach: Gerrit Hohendorf: Der Tod als Erlösung vom Leiden. Geschichte und Ethik der Sterbehilfe seit dem Ende des 19. Jahrhunderts, Göttingen 2013, S. 117.
Prof. Dr. Gerrit Hohendorf, Facharzt Psychiatrie und Psychotherapie, ist Leiter des Arbeitsbereichs Medizingeschichte am Institut für Geschichte und Ethik der Medizin der TU München.

87 Akte Pohlmann, Bundesarchiv, Bl. 7/8

88 Ebd., Bl. 8.

Juli 1937: trotz Remission keine Entlassung – *»weitere Anstaltspflege nötig«*

In den folgenden Monaten bleibt der Versuch, Oskar Pohlmann wieder in eine Arbeitstherapie einzugliedern, die einzige Maßnahme. *»P. ist willig und fleißig, geht mit zur Außenarbeit. Zeigt hier keine Gewalttätigkeiten wie zu Hause.«*[89] (02. Mai 1936) Oskar Pohlmann scheint sich in den nächsten Jahren mit der Situation des Anstaltsaufenthalts arrangiert zu haben. Sein körperlicher und seelischer Zustand ist stabil. Dennoch wird der Landesversicherungsanstalt als Kostenträger im Juli 1937 von Oberarzt Dr. Redepenning mitgeteilt, dass weitere Anstaltspflege nötig sei. *»Grund: keine Änderung«*. Auch in diesem Zusammenhang wird kein einziges Wort über das seelische und körperliche Befinden von Oskar Pohlmann verloren. Es stellt sich die Frage, warum Oskar Pohlmann zu diesem Zeitpunkt nicht nach Hause entlassen worden ist? Seine seelische Erkrankung scheint sich in einer Phase einer deutlichen Besserung, in einer Remission, zu befinden, die sich in den folgenden Jahren weiter stabilisier zu haben scheint.

Noch am 13. Juni 1940 heißt es: *»Psychisch unverändert. Geht regelmäßig zur Außenarbeit«*.[90] Oskar Pohlmann scheint seit seiner Aufnahme im Februar 1936 problemlos an der Arbeitstherapie teilgenommen zu haben und auf diese Weise seinen persönlichen Beitrag zur wirtschaftlichen Aufrechterhaltung des Anstaltsbetriebs geleistet zu haben.

Von Februar 1936 bis 1941 wird kein einziger medizinischer Befund mitgeteilt. Angesichts des unten beschriebenen ungünstigen Arzt-Patientenschlüssels überrascht dieser Mangel der medizinischen Versorgung nicht. Solange der Bodenteicher funktioniert und die einzige zur Verfügung stehende Therapie, die Arbeitstherapie, mitmacht, spielt sein körperliches und seelisches Befinden keine Rolle. Auch scheint er sich in das gemeinsame Arbeiten in

89 Ebd.

90 Ebd. Bl.7.
Neben der traditionellen Arbeit in der Landwirtschaft sollen in der Heil- und Pflegeanstalt Lüneburg insgesamt 27 verschiedene handwerkliche Gewerke betrieben worden sein (mündliche Mitteilung Dr. med. Stiehr im Rahmen einer Gedenkstättenführung).

der Gruppe einzufügen. Sein soziales Verhalten, sein Antrieb und seine Motivation scheinen in dieser Remissionsphase der schizophrenen Erkrankung nicht beanstandet worden zu sein. Das therapeutische Ziel der Arbeitstherapie, eine Sozialisation auf Anstaltsniveau scheint damit erreicht zu sein.

Sparzwang und Überbelegung

Wie war die qualitative Versorgung der Anstalten? Durch den auch nach 1933 fortgesetzten Sparzwang lag die ärztliche und pflegerische Versorgung in den preußischen Provinzen, auch in Hannover, auf einem niedrigen Niveau. »*Notwendige grausame finanzielle Schritte*«[91] waren allerdings schon seit 1930/1931 infolge der Weltwirtschaftskrise vollzogen worden. Stärkere Anstaltsbelegung, Personaleinsparungen bei Ärzten und Pflegekräften, Abbau der therapeutischen Beschäftigung der Insassen, Einsparungen bei Heizung und Beleuchtung und vor allem Verminderung des Kostensatzes für die Beköstigung. »*Jede Provinz verfuhr anders, überall jedoch wurde das Sparen über die Notwendigkeit einer adäquaten Patientenversorgung gesetzt.*«[92] War die Versorgung der psychisch Erkrankten, wie zuletzt in der Weimarer Republik, eine lästige, weil kostspielige Pflicht, wurde mit Beginn der NS-Diktatur bereits die Existenz von Geisteskranken zur Gefahr für die »rassische und biologische Entwicklung des Volkes«.[93]
Für Lüneburg wurde zum Beispiel die Zahl der verfügbaren Plätze von 1.200 (1928) auf 1.246 (1937) angehoben.[94] Die Durchschnittswerte der Personalrelationen machen die unterschiedliche Sparintensität in den einzelnen Regionen deutlich. »*Sieben preußische Provinzen stehen sowohl beim Pflegepersonal als auch bei den Ärzten am unteren Ende der Skala.*«[95] Für Lüneburg ergab sich eine Pflegekraftrelation von 1:7,2[96] – d.h. eine Pflegekraft für durchschnittlich 7,2 Patient:innen. Eine Relation von 1:7 wurde als das

91 Faulstich, Hungersterben, S.101.
92 Ebd., S.95.
93 Ebd., S.101.
94 Ebd., S.130.
95 Ebd., S.134.
96 Bestwert Berlin: 1.4,3.

absolute Minimum für eine ausreichende Betreuung angesehen! Für die Provinz Hannover betrug die Arzt-Pflegerelation 1:162[97] – ein Arzt musste 162 Patient:innen betreuen. Allerdings beeinflussen weder der Arzt-Patienten-Schlüssel, noch der Pfleger-Patienten-Schlüssel die Sterberate. Diese wird nach den Untersuchungen von Heinz Faulstich und Fred Rist durch die Zahl der jährlichen Neuaufnahmen und durch die täglichen Aufwendungen für die Verköstigung bestimmt.[98] Der Verköstigungssatz für die Provinz Hannover liegt bei 46,6 Pfennig pro Tag (Platz 12 unter 18 Provinzen).[99]

Kann man mit diesem dürftigen Nahrungsangebot »Außenarbeit« – zum Beispiel schwere landwirtschaftliche Arbeit – leisten? Haben Oskar Pohlmann und seine KollegInnen bei dem geforderten Arbeiten therapeutisch-pädagogische Unterstützung im Sinne einer aktiveren Krankenbehandlung erhalten? Oder ging es bei diesen Arbeiten um den nationalsozialistischen Grundsatz »wer nehmen will, auch nach Kräften geben muss«.

Unerwarteter Rückfall

Nur sechs Wochen nach dem letzten ärztlichen Kontakt (13. Juni 1940) muss eine unerwartete Veränderung im seelischen Befinden von Oskar Pohlmann eingetreten sein. Am 31. Juli 1940 heißt es: *»Lehnt seit Tagen jede Beschäftigung ab, spricht sich über die Gründe nicht aus. Macht einen etwas gespannten Eindruck, lebt antriebslos dahin, hat keinen Konnex.«*[100]

Erneut macht sich die schizophrene Erkrankung durch Negativsymptome mit deutlicher Interessenminderung, mangelndem Antrieb und sozialem Rückzug bemerkbar. Eine Phase psychomotorischer Erregung wird nicht berichtet. Hinweise für Kontakte mit den Angehörigen durch Besuche oder Briefe finden sich seit 1935 nicht mehr. Oskar Pohlmann scheint auf sich allein gestellt zu sein. Für jede Person, besonders aber für einen sensiblen und kreati-

97 Bestwert Mecklenburg: 1.105.

98 Faulstich, Hungersterben, S.139. Korrelationsstatistische Zusammenhänge zwischen Sparmaßnahmen und Sterblichkeit, Prof. Fred Rist, Univ. Münster.

99 Maximalwert: Bayern 69,0 Pfennig, Minimalwert: Westfalen 42,5 Pfennig.

100 Akte Pohlmann, Bundesarchiv, 31. Juli 1940.

ven Menschen wie den Musiker Oskar Pohlmann, ist der jahrelange Aufenthalt in einer psychiatrischen Einrichtung eine enorme Belastung. Durch die Anstaltsunterbringung leben die Erkrankten weitgehend abgeschottet. Die Kontakte zu sozialem und geistigen Leben außerhalb der Anstalt sind unterbrochen. Es ist zudem ein Dasein ohne Privatheit, ohne persönliche Nischen. Jeder Tag wird zu einer Erfahrung der Minderwertigkeit und Erniedrigung.
Am 02. August 1940 erfolgt eine Verlegung nach Haus 25, *»um zu versuchen, P. wieder in die Arbeit zu bringen«*.[101] Die Bemühung, Oskar Pohlmann mit einer vermutlich weniger anstrengenden Beschäftigung in Haus 25 wieder in Arbeit zu bringen, kann man als durchaus ernst gemeinten therapeutischen Schritt verstehen. Die Arbeit als Beschäftigungstherapie gab dem Alltag Struktur, ermöglichte soziale Kontakte und konnte von der psychiatrischen Symptomatik ablenken. Doch infolge seiner Erkrankung hat der Bodenteicher weiterhin nicht den inneren Antrieb und die körperliche Kraft, die Arbeit wieder aufzunehmen. Er scheint aber nicht auf pflegerische Unterstützung angewiesen gewesen zu sein, eine negative Veränderung, die man als Symptome weiterer Verschlechterung wahrscheinlich in der Krankenakte erwähnt hätte. Trotz der arbeitstherapeutischen Bemühungen ist die Einleitung einer erneuten Remission nicht gelungen.

Die Arbeitsfähigkeit entscheidet über Leben und Tod

Die Anstaltsärzte scheinen Oskar Pohlmanns Arbeitsverweigerung als sicheren Hinweis für den Übergang in einen chronischen Verlauf zu bewerten.[102] Damit ist eine bedrohliche Entwicklung im Rahmen

101 Ebd., Bl. 8.

102 »Während bei rund einem Viertel der Betroffenen nur eine Krankheitsepisode auftritt, kommt es bei der Mehrzahl der Patienten nach der Erstmanifestation zu erneuten Krankheitsepisoden – im Durchschnitt kommt es im Verlauf von rund elf Jahren zu etwa drei Rückfällen mit mindestens 14-tägiger Dauer. In einem Drittel der Fälle bleibt bei konsequenter Behandlung nach der einzelnen Episode keine Restsymptomatik zurück. Bei weiteren ca. 40 % der Patienten besteht jeweils eine gewisse Restsymptomatik fort. Ein kleinerer Teil – zwischen 10 % bis ca. 30 % der Patienten, je nach untersuchter Stichprobe – zeigen von Episode zu Episode eine sukzessive Zunahme dieser Restsymptome. Entsprechend unterscheidet die ICD-10 zwischen den Verlaufstypen

seiner schweren psychiatrischen Erkrankung eingetreten: Denn in der Sicht der NS-Psychiater ist Oskar Pohlmann von einem »minderwertigen Erbkranken« zu einer leistungsunfähigen »Ballastexistenz« geworden. Mit der zunehmenden Radikalisierung der NS-Psychiatrie traten die erbrachte Arbeitsleistung und Produktivität zur Wertbestimmung der Erkrankten immer mehr in den Vordergrund. Im Sommer 1939 forderten Anstaltsdirektoren[103] für die bevorstehende Kriegswirtschaft, die Arbeitstherapie als »wirkliche Arbeit mit größtmöglichem Nutzeffekt anzusehen«, mit dem unbedingten Willen zur »innerbetrieblichen Leistungssteigerung« zum »Dienst an der Volkswirtschaft«. Die Arbeitsfähigkeit wurde so zum entscheidenden Kriterium, das wenige Monate später über Leben und Tod der Erkrankten entscheiden sollte.[104]

Allerdings war schon seit fast 50 Jahren eine primär an wirtschaftlichen Maßstäben orientierte Bewertung menschlichen Lebens propagiert worden. Adolf Jost, ein 21-jähriger Student, kam 1895 zu der Aussage: *»Es kann […] keinem Zweifel unterliegen, daß es thatsächlich Fälle giebt, in welchen, mathematisch gesprochen, der Werth eines Menschenlebens negativ wird.«*[105] Durch den *»Verbrauch an Pflege und Lebensmitteln etc.«* könne sich der »Wert« angeblich unrettbar erkrankter Menschen ins Negative kehren. Der bekannte Sozialdarwinist Ernst Haeckel (1834-1919) propagierte schon 1904 die Freigabe der »Kinder»Euthanasie««, die Tötung auf Verlangen und die »Vernichtung lebensunwerten Lebens«.[106] Im Mittel-

kontinuierlich, episodisch mit zunehmendem Residuum, episodisch mit stabilem Residuum, episodisch remittierend sowie solchen mit unvollständiger oder vollständiger Remission.« Zitiert nach: Themenheft Schizophrenie, S. 12.

103 Wilhelm Möckel: Die Aufgaben der Heil- und Pflegeanstalten im Vierjahresplan und in der Kriegswirtschaft; in: Allgemeine Zeitschrift für Psychiatrie, 113, 1939, S. 373-396, Zitate S. 374. Zitiert nach Thomas Beddies: »Aktivere Krankenbehandlung« und »Arbeitstherapie«. In: Heroische Therapien. Die deutsche Psychiatrie im internationalen Vergleich, 1918-1946, S. 286.

104 Beddies, »Aktivere Krankenbehandlung« und »Arbeitstherapie«, S. 285/286.

105 Adolf Jost: Das Recht auf den Tod. Sociale Studie, Göttingen 1895, S. 18 und S. 22 f.

106 Ernst Haeckel: Die Lebenswunder, 1904, S. 135. Zitiert nach: Udo Benzenhöfer: Der Gute Tod?. »Euthanasie« und Sterbehilfe in Geschichte

punkt steht jeweils die »mathematische«, das heißt ökonomische Einschätzung des »negativen Wertes« unheilbar kranker Menschen. – Eine Einstellung, die für die »Euthanasie« im »Dritten Reich« von fundamentaler Bedeutung war.[107]
Oskar Pohlmann hat nach den Aufzeichnungen der Krankenakte drei akute schizophrene Episoden im Wechsel mit Remissionsphasen durchlebt und überstanden. Ein Krankheitsverlauf, wie er für eine nicht medikamentös behandelbare Schizophrenie-Erkrankung typisch ist. Die jetzt noch erkennbare Restsymptomatik[108] wird als Beweis seiner »Unheilbarkeit« gewertet. Der Weg in die »Vernichtung lebensunwerten Lebens« ist damit gebahnt. Denn wie aus einer Aussage von Werner Heyde, dem ersten medizinischen Leiter der »T4«, im Jahr 1947 zu entnehmen ist, war die Angabe einer reduzierten Arbeitsfähigkeit in den Meldebögen für die Gutachter ein sicherer Beweis einer angeblich fortgeschrittenen, unheilbaren psychiatrischen Erkrankung, die die Selektion zum »Gnadentod«, zum Mord in der Gaskammer, zur Folge hatte.[109]

Eine letzte ärztliche Visite: *»ungeheilt«*

Erst neun Monate später finden wir am 22. April 1941 einen allerletzten Eintrag in der Krankenakte. An diesem Tag ist die zweite Deportation von Lüneburger Anstaltspatienten – offiziell als »planwirtschaftliche Verlegung« verschleiert – in die hessische

---

und Gegenwart, München 1999, S. 97.

107 H. Schott: Medizingeschichte(n): »Euthanasie« – Wert des Lebens. In: Deutsches Ärzteblatt, Jg. 103, Heft 5 (2006), S. 254.

108 Heute als »Schizophrenes Residuum« bezeichnet (ICD-10: F20.5) »Ein chronisches Stadium in der Entwicklung einer schizophrenen Krankheit, bei welchem eine eindeutige Verschlechterung von einem frühen zu einem späteren Stadium vorliegt und das durch langandauernde, jedoch nicht unbedingt irreversible „negative" Symptome charakterisiert ist. Hierzu gehören psychomotorische Verlangsamung, verminderte Aktivität, Affektverflachung, Passivität und Initiativemangel, qualitative und quantitative Sprachverarmung, geringe nonverbale Kommunikation durch Gesichtsausdruck, Blickkontakt, Modulation der Stimme und Körperhaltung, Vernachlässigung der Körperpflege und nachlassende soziale Leistungsfähigkeit.« Zitiert nach: https://www.icd-code.de/icd/code/F20.5.html.
Siehe: Schizophrenie - DEXIMED – Deutsche Experteninformation Medizin.

109 Gerrit Hohendorf: Heroische Therapien, Göttingen 2013, S. 294.

Anstalt Herborn vorgesehen. Diese letzte ärztliche Kurzvisite wird zu einer finalen Entscheidung über Leben und Tod. Sie spiegelt in ihrer Sprachlosigkeit die Verzweiflung und Hoffnungslosigkeit des jetzt 38jährigen Mannes. An diesem 22. April 1941 muss der stellvertretende Anstaltsdirektor, den der Bodenteicher zuletzt 1937 gesehen hat, plötzlich in seinem Zimmer aufgetaucht sein. Rudolf Redepenning notiert sein Urteil:
»Unverändert ablehnend, antwortet nicht einmal. Verhält sich aber ruhig, steht in der Nähe seines Bettes. Ungeheilt nach Herborn.«[110]
Der in der Spätphase seiner Krankheit von Negativsymptomatik gezeichnete Oskar Pohlmann kann Ereignisse nur noch passiv hinnehmen. Er ist wohl nicht mehr in der Lage, sich rasch mit Worten oder Gesten zu verständigen.
Die Handschrift der Eintragung vom 22. April 1941 weicht unübersehbar von der vorhergehenden ab. Sie gehört dem stellvertretenden Anstaltsdirektor Dr. Rudolf Redepenning, der sich schon 1937 gegen eine Entlassung ausgesprochen hatte. Es ist eine letzte Visite vor der Verschleppung in den Tod, von dem Oskar Pohlmann nichts ahnt. Der Befund des Psychiaters lautet: *»Ungeheilt nach Herborn.«*
Mit der Einstufung »Ungeheilt« wird seine mehrjährige schicksalsbedingte »Schizophrene Erkrankung« zum Todesurteil. Angeblich nicht mehr Therapiebare haben keine Daseinsberechtigung. Kann man daran denken, dass Oskar Pohlmann keinen Lebenswillen mehr hatte? Für Prof. Gottfried Ewald,[111] Direktor der Psychiatrischen Klinik der Universität Göttingen seit 1934, besteht kein Zweifel, dass die »Geisteskranken«, mögen sie für den Untersucher aus der Sicht seiner »gesunden Erlebensform« noch so sehr von ihrer Krankheit gezeichnet sein, niemals das Ansinnen an den Arzt stellen, getötet zu werden. Im Gegenteil die »Geisteskranken« wehren sich dagegen, dass man ihnen nach dem Leben trachtet. *»Es ist nicht wahr, dass sie fruchtbar leiden«*, so der zeitgenössische Psychiater.[112] Oskar Pohlmanns Sprachlosigkeit ist kein

110 Akte Pohlmann, Bundesarchiv, Bl. 8.

111 Zu der zwiespältigen Haltung von Prof. Ewald siehe Zeitgeschichtliche Einordnung, »Ambivalenz«.

112 Prof. Gottfried Ewald, zit. n. dem Manuskript der Denkschrift gegen »Euthanasie«-Tötungen. In Raimond Reiter: Psychiatrie im »Dritten

Beweis für fehlenden Lebenswillen oder gar für den Wunsch, von seinem Leiden erlöst zu werden.[113]
Die Namen der für die Deportation ausgewählten Kranken stehen in einer offiziellen Transportliste, in der deutlich mehr Anstaltsinsassen aufgeführt sind als definitiv »verlegt« werden müssen. Folglich müssen die Ärzte der Abgabeanstalten selbständig über die Auswahl der Todeskandidaten entscheiden. – Die Lüneburger Anstaltsärzte sind also an der Selektion über Leben und Tod aktiv beteiligt. Die Liste ist von der »Gemeinnützigen Krankentransportgesellschaft« (GeKraT)[114] erstellt worden. »GeKraT« ist ein Tarnname für eine Unterabteilung der Berliner Zentraldienststelle der Krankenmorde in der Tiergartenstraße 4, abgekürzt »T4«, welche den Transport von kranken und behinderten Menschen in Zwischenanstalten und Tötungsanstalten organisiert und »zu Selbstkosten« durchführt. »Gemeinnützig« in den Tod! Hinter

Reich« in Niedersachsen, Hannover 1997, S. 239.

113 Ebd.

114 Zur Bewältigung der anstehenden Transporte zehntausender Personen wird am 23. Oktober 1939 die »Gemeinnützige Krankentransport GmbH« (GeKraT) gegründet. Gegenstand des Unternehmens ist laut Gesellschaftsvertrag: »Die zu dem Selbstkosten vorzunehmende Durchführung von solchen Krankentransporten, die im öffentlichen Interesse liegen und zu denen das Unternehmen Aufträge von staatlichen Stellen entgegennimmt.«

»Die GeKraT war als einzige Tarnorganisation von »T4« eine im Handelsregister (Berlin Charlottenburg) eingetragene Gesellschaft.« (Friedlander, Genozid, S. 135) »Zum Aufgabenbereich der Transportabteilung gehörten nicht nur die Verlegung von Patienten in die Zwischenanstalten und Tötungsanstalten. Sie führte außerdem den dafür erforderlichen Schriftwechsel mit den Angehörigen und den Anstalten und trieb anfangs auch die Kosten ein. Die zum Krankentransport benutzten Reichspost-Busse waren, ebenso wie die regulären Omnibusse, rot lackiert und trugen die Nummernschilder der Reichspost (RP). Von Hegener sagte aus, erst etwa nach der Hälfte der Aktion seien die Busse ebenso wie die Reichspostbusse mit einem grauen Luftschutz-Tarnanstrich versehen worden.« »Für die Reichspost erschien die Sonderstaffel von Hegener als Vertragspartner, nicht aber die GeKraT.« Jede Verbindung zur »Kanzlei des Führers« musste unterbunden werden. Zitiert nach: https://de.wikipedia.org/wiki/Gemeinnützige_Krankentransportgesellschaft, letzter Zugriff 11.01.2023.

dieser sprachlichen Schönfärberei verbirgt sich die Menschenverachtung der NS-Täter.

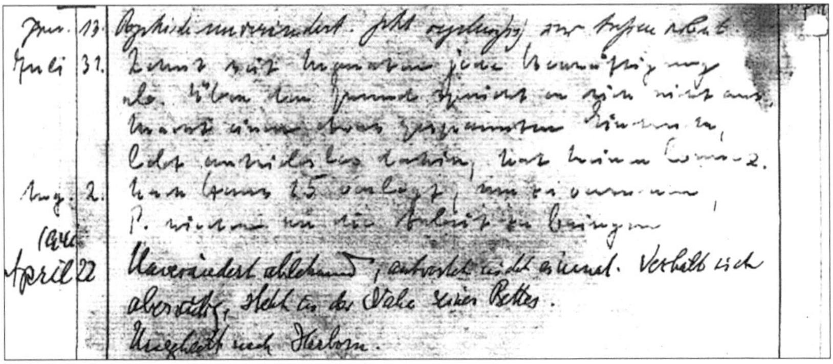

Abb. 11: Krankenakte Oskar Pohlmann [Auszug], Bundesarchiv Zentralarchiv LXVIII/5 Akte 12, Signatur R 179/26996

1940
Juni 13.: Psychisch unverändert. Jetzt regelmäßig zur Außenarbeit.
Juli 31.: Lehnt seit kurzem [?] jede Beschäftigung ab. Über die Gründe spricht er sich nicht aus. Macht einen etwas gespannten Eindruck, lebt antriebslos dahin. Hat keinen Konnex.
Aug. 2.: Nach Haus 25 verlegt, um zu versuchen. Pat. wieder in die Arbeit zu bringen.
1941
April 22.: Unverändert ablehnend, antwortet nicht einmal. Verhält sich aber ruhig, steht in der Nähe seines Bettes.
Ungeheilt nach Herborn.
(Die Aufzeichnung unter diesem Datum erfolgt in der Handschrift des stellvertretenden Anstaltsdirektors Dr. Rudolf Redepenning.)

Dieser letzte ärztliche Kontakt am 22. April 1941 war die letzte Chance, von der Deportationsliste gestrichen zu werden, denn die zuständigen Anstaltsärzte haben hierbei, wie beschrieben, durchaus Handlungsspielraum. Erst am Tag des Transportes nach Herborn wurde das Schicksal von Oskar Pohlmann besiegelt. Es liegt

nämlich im Ermessen der Anstaltsdirektoren, diejenigen Kranken mit roter Tinte von der Liste zu streichen, die zum Beispiel wegen ihrer Arbeitskraft unersetzlich sind. Viele Anstaltsdirektoren haben sich immer wieder darüber beschwert, dass besonders leistungsfähige Patient:innen, die für den laufenden Anstaltsbetrieb unverzichtbar waren, in den Tod geschickt wurden. Oskar Pohlmann dagegen ist jetzt seit mehr als 5 Jahren Anstaltspatient und leistet seit Monaten keine »produktive Arbeit« mehr. In den Augen der Nazis ist er ein »unnützer Esser«, der auch in Zukunft in einer Anstalt durchgefüttert werden müsste. Wer fünf Jahre oder länger als Patient:in in einer Heilanstalt untergebracht war, war nach Meinung der NS-Psychiater eine »wertlose Menschenhülse«.
Dr. Redepenning muss sich über die Bedeutung seiner abschließenden Beurteilung im Klaren gewesen sein. Bereits 1940 erhielt Rudolf Redepenning selbst die Nachricht, dass sein Schwager Paul Goesch (1885-1940)[115] in Hartheim (Vergasungsanstalt Hartheim bei Linz an der Donau) zu Tode gekommen sei.[116] *»Die haben ihn umgebracht«*, soll er beim Erhalt dieser Nachricht gesagt haben. Auch war schon vorher eine ehemalige Patientin von einer »planwirtschaftlichen Verlegung« nach Lüneburg zurückgekehrt und hatte darüber berichtet. Redepenning war also über das tödliche Risiko für die zur Verlegung anstehenden Anstaltsinsassen informiert.[117]

---

115 Paul Goesch war ein deutscher Architekt und Maler, u.a. beteiligt am Bau des anthroposophischen Goetheanums in Durlach/Schweiz. Studium der Malerei und Architektur, Regierungsbaumeister, um 1920 Mitglied mehrerer avantgardistischer Künstlergruppen, Anfang der 1920er Jahre Rückzug nach Göttingen, wo sein Schwager Rudolf Redepenning als Psychiater die Provinzial-Erziehungsanstalt leitet. 1935 Verlegung in die brandenburgische Anstalt Teupitz, von dort am 22. August 1940 Deportation in die Tötungsanstalt Brandenburg/Havel. Todesursache Lungenentzündung (Die Akte ist im Bundesarchiv erhalten geblieben.) Siehe: https://de.wikipedia.org/wiki/Paul_Goesch, letzter Zugriff 16.05.2020.

116 Carola S. Rudnick, »Still, stumpf, beschäftigt mit Kartoffelschälen, verlegt«. Frauen als Opfer der »T4«, Katalog zur Sonderausstellung, Husum 2019, S.17.

117 Schautafel Rudolf Redepenning. In: Rudnick, Ausstellungskatalog 2017.

»Planwirtschaftliche Verlegung« zur Ermordung in der Gaskammer

Am 22. April, also noch am gleichen Tag, wird Oskar Pohlmann mit einem von der Berliner »T4-Zentrale« organisierten Sammeltransport von insgesamt 121 männlichen Patienten mit der Reichsbahn in die Zwischenanstalt Herborn in Hessen verlegt. Die Deportationen werden vom Reichsministerium des Inneren als »planwirtschaftliche Verlegung« auf »Anordnung des zuständigen Reichsverteidigungskommissars« deklariert. Die hochtrabenden, eine Militäraktion vorgaukelnden Begriffe sind nur Tarnung – die »Verlegungen« haben nur ein Ziel: die Ermordung der Deportierten in einer Gaskammer der Tötungsanstalten.

Der Transport von Lüneburg nach Herborn erfolgt mit regulären Personenzügen der Reichsbahn. Den Zügen werden zwei oder mehr Waggons mit Platz für jeweils 60 bis 80 Personen mit ihrem Gepäck angekoppelt.[118] Zuvor marschieren die Todeskandidaten den langen Weg von der Anstalt quer durch die Stadt zu Fuß bis zum Lüneburger Bahnhof.[119] Bevor sie die Anstalt verlassen dürfen, werden alle für den Transport Selektierten auf primitive Art markiert. Es besteht die Anordnung der »Zentralen Dienststelle T4«, *»alle Geisteskranken mit einem Leukoplaststreifen zu versehen, auf dem der Name des betr. Kranken steht und der auf dem Rücken zwischen den Schulterblättern befestigt wird.«* Eine für übliche Verlegungen absolut ungewöhnliche Methode, Patient:innen namentlich zu identifizieren. *»Unruhige Kranke sind vor Beginn der Verlegung mit entsprechenden Beruhigungsmitteln zu versehen.«*[120] Die Angehörigen dürfen erst nach dem Abtransport benachrichtigt werden.

Selektion der »Lebensunwerten Geisteskranken«

Die »Transportlisten« sind Todeslisten. Sie stehen am Ende einer systematischen, mehrteiligen Selektionsaktion. Der erste Schritt zur »Vernichtung der Lebensunwerten« ist die reichsweite Erfassung der AnstaltsbewohnerInnen mit speziell entwickelten »Mel-

118 Rudnick, 2019, S.16.

119 Ebd. S.17.

120 Ernst Klee: »Euthanasie« im Dritten Reich. Die »Vernichtung lebensunwerten Lebens«, Frankfurt a.M. 2013, S.131.

debögen«. Die von Ministerialdirigent Dr. med. Herbert Linden (Reichsministerium des Inneren) erarbeiteten Formulare werden erstmalig im Juli 1939 auf einer Konferenz[121] in Berlin einer Gruppe hauptverantwortlicher »Mordplaner« präsentiert und im Laufe der Jahre mehrfach überarbeitet. Schon in der Planung ist die enge Zusammenarbeit führender deutscher Hochschulpsychiater und prominenter Anstaltsdirektoren mit »»Euthanasie«-Aktivisten« der NSDAP in der »Kanzlei des Führers« (KdF) und im Reichsinnenministerium unübersehbar. Mit Hilfe der Meldebögen wird das Mordprogramm (»Euthanasie«) für die etwa 350.000 »Anstaltskranken« zentral von Parteifunktionären in der »KdF« geplant und hauptverantwortlich organisiert. Da es sich bei den geplanten Tötungen nach damaligem Recht um illegale Straftaten, um Mord, handelt, wird mit der systematischen Erfassung und Tötung der Anstaltskranken von Hitler keine staatliche Institution beauftragt, sondern seine private Kanzlei. Die »Kanzlei des Führers«[122] wird von dem »alten Kämpfer« Philip Bouhler[123] geleitet und hat bereits im Sommer 1939 die Planung und Organisation des Kindermordprogramms übernommen.
Um die Einbindung staatlicher Stellen[124] oder der KdF in die Mas-

121 Teilnehmende Ärzte: Professoren: de Crinis (Charité), Kihn (Jena), Heyde (Würzburg), Carl Schneider (Heidelberg), Nitsche (Pirna-Sonnenstein). Ärzte: Dr. Conti (Reichsärzteführer), Dr. Brandt (Hitlers chirurgischer Begleitarzt), Anstaltsdirektor Dr. Faltlhauser (Kaufbeuren-Irsee), Dr. Herbert Linden (Gesundheitsabteilung RMI). Parteifunktionäre: Viktor Brack (Leiter Hauptamt II Kanzlei des Führers), Hans Hefelmann (Hauptamt II a, Leiter des Kindermordprogramms).

122 Diese Dienststelle sollte als Privatkanzlei die Führerrolle Hitlers betonen. Bearbeitet wurden hier an Hitler gerichtete Gnadengesuche und Beschwerden, aber auch private Angelegenheiten Hitlers.

123 Philip Bouhler, Studienabbrecher nach vier Semestern Philosophie und Germanistik; NSDAP Mitglieds-Nr. 12, SS-Obergruppenführer seit 1936, Reichsministerium des Inneren (RMI), Staatssekretär Dr. Conti Abt. IV: Gesundheitswesen und Volkspflege, Sachbearbeiter: Dr. Linden (Kontaktmann des RMI zur KdF; ab Oktober 1941: Reichsbeauftragter für die Heil- und Pflegeanstalten).

124 Reichsministerium des Inneren (RMI): Staatssekretär Dr. Conti, Reichsgesundheitsführer, Abt. IV: Gesundheitswesen und Volkspflege Sachbearbeiter: Dr. Linden (Kontaktmann des RMI zur KdF; ab Oktober

sentötungen zu vertuschen, wird eine gesonderte externe Zentraldienststelle zur Tarnung eingerichtet, die Viktor Brack,[125] dem verantwortlichen »Mordmanager« im Hauptamt II der KdF, unterstellt ist. Um den Massenmord im Geheimen abwickeln zu können, tritt die Schaltzentrale des Massenmordprogramms im Verkehr nach außen mit den Anstalten und anderen Dienststellen als eine von vier harmlos klingenden Tarnorganisationen auf. Unter dem Namen »Reichsarbeitsgemeinschaft Heil- und Pflegeanstalten« (RAG) tritt die »»Euthanasie«-Zentrale« im Schriftverkehr nach außen auf. Die »RAG« ist zuständig für die Erfassung und Selektion der Todeskandidaten in den Anstalten durch Meldebögen, deren Weitergabe an eine Gruppe von etwa 40 ärztlichen «Gutachtern«, sowie die Vorbereitung der Mordlisten für die ausgewählten TodeskandidatInnen. Weitere Tarnorganisationen sind die bereits genannte »Gemeinnützige Krankentransport GmbH« (GeKraT), die die Patiententransporte in die Zwischen- und Tötungsanstalten durchführt,[126] die »Gemeinnützige Stiftung für Anstaltspflege«, die als Arbeitgeberin des nicht-ärztlichen »»Euthanasie«-Personals« in Erscheinung tritt, schließlich die erst im April 1941 gegründete »Zentralverrechnungsstelle Heil- und Pflegeanstalten«, die die finanzielle Abrechnung mit den Kostenträgern übernimmt. Etwa 500 Frauen und Männer arbeiten für das Massenmordprogramm in der Berli-

1941: Reichsbeauftragter für die Heil- und Pflegeanstalten). Linden hat die Weisungsbefugnis gegenüber den Gesundheitsbehörden der Länder und Provinzialverwaltungen. Diese Ämter übernehmen die eigentliche Mittlerrolle zwischen der Berliner Tötungszentrale und den Anstalten.

125 (1904-1948, Hinrichtung in Landsberg), Oberdienstleiter Hauptamt II, Tarnname: Jennerwein, Büroräume: Reichskanzlei (Voßstraße), Aufgaben: Vertretung des Leiters, nichtärztliches Personal, Büroorganisation, Auswahl und Einsatz des Personals, Auswahl und Kontrolle der »Euthanasie«anstalten.

126 Die»Gemeinnützige Krankentransport GmbH« (GeKraT) ist eine als »gemeinnützige Gesellschaft« anerkannte und in das Handelsregister eingetragene Scheinfirma. So sollen finanzamtliche Überprüfungen verhindert werden, die KdF bleibt als Fahrzeughalter unentdeckt. Geschäftsführer waren der Leiter der Unterabteilung IIc der Kanzlei des Führers, Reinhold Vorberg, ein Verwandter von Viktor Brack, Tarnname Hintertal, und Hermann Schwenninger.

ner Zentrale und in den Tötungsanstalten.[127]
Die Schaltzentrale des Krankenmordprogramms, die zentrale Dienststelle, ist ab 1. Dezember 1939 zunächst Mieter im Columbus Haus am Potsdamer Platz und wird ab April 1940 in einer »arisierten« Villa in der Berliner Tiergartenstraße 4 weiterarbeiten. Diese Adresse wird nach 1945 namensgebend für die »Zentraldienststelle T4« sowie für die spätere Bezeichnung der »Erwachsenen-Euthanasie« als »Aktion T4«. Im zeitgenössischen Sprachgebrauch wurden allerdings nur die Begriffe »Aktion«, »E-Aktion« oder »Eu-Aktion« verwendet.[128]

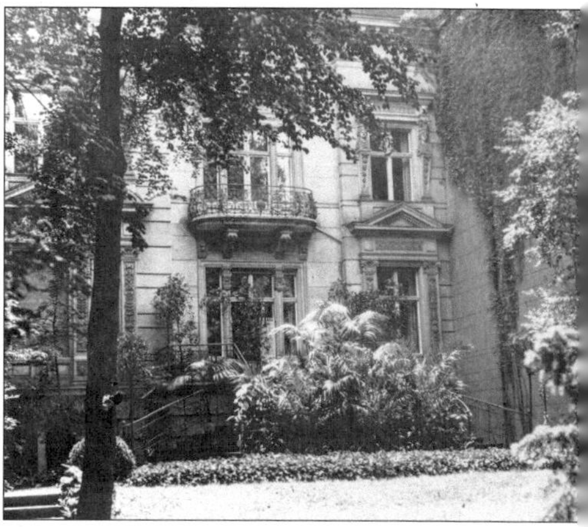

Abb. 12: Spätklassizistische Villa Tiergartenstraße 4 vor 1921, Ansicht von der Gartenseite (Quelle: Wikipedia)
Diese Villa am Südrand des Berliner Tiergartens ist seit Frühjahr 1940 die Büro und Verwaltungszentrale »zentrale Dienststelle« für die Ermordung kranker und behinderter Menschen im gesamten Deutschen Reich. Nach der »Machtübernahme« der Nationalsozialisten wurde das Gebäude »quasi beschlagnahmt«. Die »Aktion T4« ist nach der Adresse Tiergartenstraße 4 benannt. Das Gebäude wurde im Krieg vollständig zerstört. Heute steht dort die Philharmonie.[129]

Krankenmord: Der Krieg nach innen beginnt mit dem Krieg nach außen

Bewusst wartete Hitler mit seiner Ermächtigung zum Krankenmord,[130] wonach *»unheilbar Kranken bei kritischster Beurteilung*

127 Annette Hinz-Wessels: Tiergartenstraße 4. Schaltzentrale der nationalsozialistischen »Euthanasie«-Morde, Berlin 2015, S. 80.
128 Siehe: https://de.wikipedia.org/wiki/Aktion_T4
129 Siehe: https://de.wikipedia.org/wiki/Tiergartenstraße_4
130 Hitlers sogenanntes Ermächtigungsschreiben – in einem Satz abgefasst auf seinem privatem Briefpapier – ist auf den 1. September 1939 (Beginn des Überfalls auf Polen) zurückdatiert worden und kann weder in Form noch Inhalt als Geheimer Führererlass gewertet werden.
Dazu die Feststellung des Oberlandesgerichts Frankfurt vom 12.08.1947: »Das Ermächtigungsschreiben Hitlers vom 1.9.1939 war keine

ihres Gesundheitszustandes der Gnadentod gewährt werden kann«, bis zum Beginn des brutalen Krieges ab. Dann, »*wenn ein Menschenleben ohnehin minder schwer wiegt und alle Welt auf den Gang der Kampfhandlungen schaut, werde die Befreiung des Volkes von der Last der Geisteskranken glatter und leichter durchzuführen sein.«*[131] Mit dem Krieg nach außen beginnt auch der Krieg nach innen ein heimtückischer Krieg gegen das eigene Volk. Ein »»Euthanasie«-Gesetz« ist nie veröffentlicht worden, die »Euthanasie« bleibt nach den geltenden Gesetzen bis zum Ende der nationalsozialistischen Herrschaft strafbar.[132] »*Die »Euthanasie«morde waren ein vom Führer befohlenes und genehmigtes Geheimunternehmen«;*[133] mit staatlicher Unterstützung geplant, durchgeführt und verschleiert von Parteiaktivisten in der »Kanzlei des Führers«, stillschweigend legitimiert durch eine untätige Justiz und aus der Parteikasse der NSDAP finanziert.

---

gültige Rechtsnorm. Es trägt weder am Kopf des Schreibens noch bei der Unterschrift einen die staatliche Stellung des Unterzeichneten bezeichnenden Zusatz, noch die Gegenzeichnung eines Ministers, noch ist es veröffentlicht worden. Die im nationalsozialistischen Schrifttum vertretene These, daß jeder Willensäußerung Hitlers Gesetzeskraft zukomme, ist zu keiner Zeit selbst Gesetz geworden. Bis zuletzt blieben auch während der nationalsozialistischen Herrschaft die Gegenzeichnungen durch den zuständigen Minister und die Verkündigung im Reichsgesetzblatt Brauch.« OLG Frankfurt 12.08.1947, I 171.

131 Aussage von Dr. Karl Brandt vor dem US-Militärgerichtshof in Nürnberg, Fall I. Zitiert nach Eugen Kogon/ Hermann Langbein/ Adalbert Rückerl u.a. (Hgg.): Nationalsozialistische Massentötungen durch Giftgas. Eine Dokumentation, Frankfurt a.M. 1983, S. 303.

132 Noch in der 12. Auflage des von J. v. Olshausen herausgegebenen Kommentars zum Strafgesetzbuch, die 1943/44 erschien, hieß es: »Ein Recht auf Sterbehilfe [...] oder auch nur die Straffreiheit einer solchen Handlungsweise, ist nach dem geltenden Gesetz weder dem Arzt noch sonst einer Person zuzubilligen [...] Andere Arten von Vernichtung lebensunwerten Lebens, z. B. die Tötung unheilbar Blödsinniger, könnten erst recht nur durch Änderung der Gesetzgebung straffrei werden.« Zitiert nach Lothar Gruchmann: »Euthanasie« und Justiz im Dritten Reich. In: Vierteljahrshefte für Zeitgeschichte (ifz-muenchen.de), Jg. 20 (1972), Heft 3, S. 235-279. URL: https://www.ifz-muenchen.de/heftarchiv/1972_3_2_gruchmann.pdf.

133 Henry Friedlander: Der Weg zum NS-Genozid. Von der »Euthanasie« zur Endlösung, Berlin 1997, S. 199.

Kooperationspartnerschaft: Die Psychiater brauchen die Nazis

Der systematische Massenmord von »Geisteskranken« folgt ausschließlich den Regeln militärischer und ökonomischer Zweckmäßigkeit. »Wissenschaftliche«[134] oder »humanitäre« Motive spielen keine Rolle. Realisierbar ist der Krankenmord allerdings nur durch die Kooperationspartnerschaft der »NS-»Euthanasie«-Aktivisten« mit namhaften deutschen Psychiatern und Anstaltsdirektoren. Hitler will durch die »Vernichtung« der »nutzlosen Esser« in den »Irrenhäusern« und anderen Einrichtungen Krankenbetten, aber auch Ärzte und Pflegekräfte für den Gebrauch der Wehrmacht frei machen.[135] Die »Irrenhäuser« sollen nach der Vernichtung der »Lebensunwerten« als Kasernen, Lazarette oder Ausweichkrankenhäuser genutzt werden.[136] Die Massenmorde der Anstaltskranken beginnen noch vor dem Abschluss des Polenfeldzugs Ende September 1939 im besetzten Polen. Hier werden Kasernen und Lazarette zuerst gebraucht. Durch Massenerschießungen, durch den Einsatz mobiler Gaswagen[137] und in der ersten Gaskammer in

---

134 Wissenschaftliche Motive im Sinne der neuropathologischen Forschung finden deutlich stärker bei der »Kinder-»Euthanasie««.

135 Aussage Viktor Brack, vor dem US-Militärgerichtshof in Nürnberg, Fall I, zit. n. Kogon, 1983, S. 103.

136 »Bereits vor der Kapitulation Polens am 27. September 1939 waren die Patienten der Klinik in Wejherowo/Neustadt bei Gdynia/Gdingen in Westpreußen (nach dem Ersten Weltkrieg zu Polen gekommen) ermordet worden. Anschließend wurde dort ein deutsches Lazarett eingerichtet. Es folgte die Klinik Kocborowo/Konradstein – mit 2.100 Patienten die größte in Polen. Die Kranken und der Psychiater Józef Kopicz wurden von einem SS-Kommando im Wald von Szpegawsk erschossen. Dasselbe Schicksal erlitten die über 1.000 Patienten aus Swiecie/Schwetz mit ihrem Anstaltsleiter Dr. Józef Bednarz. Der deutsche Selbstschutz unterstützt die SS, die Wehrmacht stellt die Transportmittel«.
Zitiert nach: Uta Gerlant: »Auf dieser schiefen Ebene gibt es kein Halten mehr«. Die »Euthanasie«-Verbrecher der Nationalsozialisten (Vortragsfassung), Vortrag am 01.09.2016 in der Stiftung Gedenkstätte Lindenstraße, Stiftung EVZ. URL: https://www.stiftung-evz.de/fileadmin/user_upload/EVZ_Uploads/Publikationen/Studien/121109_»Euthanasie«.pdf, S. 4.

137 Mit der Tarnbezeichnung: Kaisers Kaffee.

Posen werden bis April 1940 mehr als 12.000 Menschen ermordet. Die Nervenärzte wiederum wollen sich endlich vom Negativ-Image der medizinischen Aufseher in den Pflegeanstalten befreien. Zuerst wollen sie unter Mithilfe des Staates die »Unheilbaren« - etwa zwanzig Prozent aller Anstaltskranken – beseitigen, für die sie weder Therapie noch Heilung kennen.[138] Im Anschluss daran wollen die Psychiater die psychiatrische Versorgung komplett neu organisieren: Akutkliniken für die Heilbaren, Verwahranstalten für die Arbeitsfähigen nach erfolgter Zwangssterilisation und Tötungsanstalten für die »Unheilbaren«. Die deutsche Psychiatrie wird nicht von den Nazis missbraucht. Im Gegenteil: Die deutsche Psychiatrie braucht die Nazis.

> *«Ein weltweit einmaliges Verbrechen: Psychiater versuchen, ihre Kranken auszurotten. Es gibt keinen Psychiater, der dem Massenmord Widerstand leistete.«*[139]

Lüneburg: mindestens jeder zweite Kranke aus dem Pflegebereich wird Opfer der »T4«

Dieser Logik folgt auch die Selektion und der Abtransport der »Lebensunwerten« in Lüneburg. Deportiert werden im Rahmen der »Aktion T4« mindestens die Hälfte der rund 800 Patient:innen, die im Pflegebereich[140] der Lüneburger Anstalt leben. Hier sind nach Angaben der «»Euthanasie««-Gedenkstätte Lüneburg Frauen und Männer mit hohem Pflegebedarf, geistigen Einschränkungen und mit als schwer eingestuften chronischen psychiatrischen Erkrankungen untergebracht, die kaum eine Aussicht auf Entlassung haben.[141] Auch Oskar Pohlmann war vom ersten Tag seiner Aufnahme 1934 und auch beim zweiten Aufenthalt ab 1936 ausschließlich im Pflegeanstaltsbereich

138 Gerlant, Vortrag 2016, S. 4.

139 Ernst Klee: »Wer Täter ehrt, mordet ihre Opfer noch einmal«, Referat am Pädagogischen Institut der Univ. Hamburg am 06.08.1999. URL: https://www.irren-offensive.de/rede_ernstklee.htm.

140 Die 16 Gebäude hinter dem zentralen Wasserturm werden der Pflegeanstalt zugerechnet.

141 Rudnick, 2019, S. 23.

untergebracht. Die Meldebögen erfassen mit Diagnosen und Zusatzangaben genau diese Gruppe der chronisch kranken »unproduktiven« Frauen und Männer im Pflegebereich. Im Rahmen der vier Transporte[142] werden

> *»mindestens 475 Frauen und Männer in die »Aktion T4« verlegt«. »Es ist daher realistisch, dass mindestens jede zweite Patientin/ jeder zweite Patient der Pflegeanstalt Opfer der »Aktion T4« wurde.«*[143]

Die Kooperation zwischen Psychiatrie und militärisch-strategischer Planung wird dadurch deutlich, dass nur sieben Wochen nach den »planwirtschaftlichen Verlegungen« in die Mordanstalten Pirna-Sonnenstein und Hadamar 475 Patient:innen aus der Anstalt Hamburg-Langenhorn nach Lüneburg verlegt werden. Erst durch die Verlegungen in die Tötungsanstalten Pirna und Hadamar wird die Bettenkapazität frei gemacht, die als Ausweichkrankenhaus für die Hamburger Patient:innen benötigt wird.

Bürokratische Erfassung als erster Schritt in den Massenmord

Die Meldebögen werden zur Tarnung vom Reichsministerium des Inneren an die Anstaltsleiter verschickt und sind von den leitenden Ärzten für jeden Bewohner einzeln auszufüllen.[144] Anschließend werden sie an das Ministerium zurückgeschickt, das aber nur als Postkasten fungiert. Die Formulare werden mit Kurier unbearbeitet an Mitarbeiter der »Reichsarbeitsgemeinschaft Heil- und Pflegeanstalten« (RAG),[145] einer weiteren Tarnorganisation der Kran-

---

142 7. März 1941: Direkt Transport in die Tötungsanstalt Pirna-Sonnenstein. 9. April, 22. April und 30. April 1941: Transporte in die Zwischenanstalt Herborn.

143 Rudnick, 2019, S. 23.

144 Die ersten Meldebögen werden ab dem 9. Oktober 1939 verschickt – fast zehn Wochen bevor die Gaskammern in Grafeneck (bei Reutlingen) und Brandenburg (Havel) als erste ihr tödliches Geschäft aufnehmen können.

145 Ab April 1940 Hauptsitz der »Euthanasie«-Aktion in der Berliner Tiergartenstraße 4 (»T4«), vorher ab 1. Dezember 1939 angemietete

kenmorde, übergeben. Hier werden die Meldebögen nummeriert, registriert und kopiert. Die Kopien werden drei Gutachtern zugeschickt, die ihr Urteil in den schwarz umrandeten Kasten des Meldebogens eintragen. Ohne je einen Todeskandidaten gesehen zu haben, tragen sie mit Rotstift ein »+« (plus) ein, wenn der Betreffende getötet werden soll, mit Blaustift ein »-« (minus), wenn er weiterleben darf, oder ein »?«, wenn sich der Gutachter nicht entscheiden kann. Zurückgeschickt zur Berliner Dienststelle werden die Urteile auf das Original übertragen. Die Begutachtung ist eine Farce. 41 von der Zentraldienstelle angeworbene Ärzte – sogenannte Gutachter – bearbeiten Stapel von Meldebögen in geradezu aberwitzigem Tempo. Im Nürnberger Ärzteprozess 1946 legt der amerikanische Ankläger Beweise vor, dass Hermann Pfannmüller, Chefarzt der Krankenanstalt Eglfing-Haar (München), in der Zeit vom 12. November bis 1. Dezember 1940 insgesamt 2058 Fragebögen begutachtet hat: *»pro Tag 121 Entscheidungen über Leben und Tod oder eine Entscheidung alle fünf Minuten an einem Zehnstundentag«.*[146] Abschließend werden die Fragebögen einem der drei »Obergutachter«[147] vorgelegt, der allerdings kein »?« verwenden darf. Die mit einem »+« (plus) gekennzeichneten Fälle werden der GeKraT zugeschickt, die die Deportation der Todeskandidaten organisiert und entsprechende Transportlisten zur »planwirtschaftlichen Verlegung« aufstellt. Insgesamt werden 283.000 Fragebögen bearbeitet und begutachtet, zu einem Preis von 5–10 Pfennig[148] für jeden Bogen.[149]

Räume im Columbus-Haus Potsdamer Platz.

146 Friedlander, 1997, S. 143.
Man geht davon aus, dass Gutachter monatlich über 3.500 Meldebögen bearbeiteten. Siehe Klee, 2013, S. 127.

147 Obergutachter: Dr. Linden (Ministerialdirigent in der »Gesundheits-Abteilung« des Innenministeriums, Prof. Werner Heyde, Ärztlicher Leiter RAG, Prof. Paul Nitsche, stellvertretender medizinischer Leiter RAG, ab Dezember 1941 Leiter der medizinischen Abteilung.

148 Entspricht etwa dem Wert von 50 Cent bis 1,00 €.

149 Eckart, Wolfgang U.: »Gegebenenfalls unter Anwendung unmittelbaren Zwangs«. Vortrag am 22. Mai 2001, S. 11.

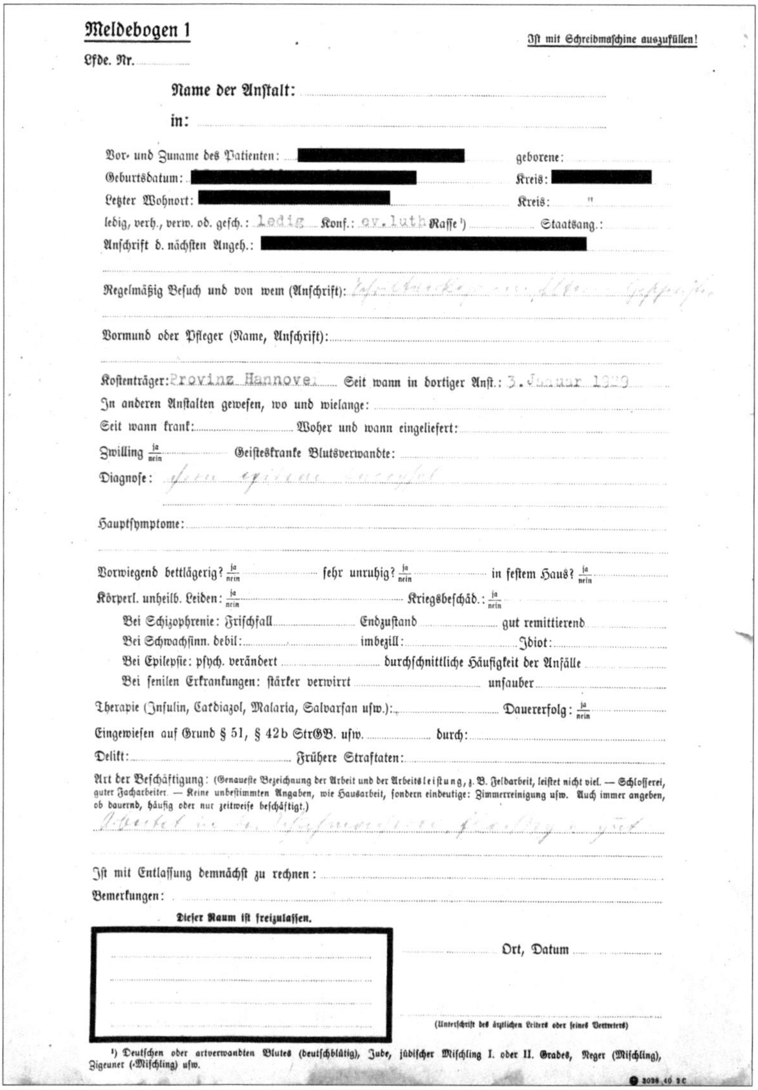

Meldebogen 1

Ist mit Schreibmaschine auszufüllen!

Lfde. Nr.

Name der Anstalt:

in:

Vor- und Zuname des Patienten: [redacted] geborene:
Geburtsdatum: [redacted] Kreis: [redacted]
Letzter Wohnort: [redacted] Kreis: "
ledig, verh., verw. od. gesch.: ledig Konf.: ev. luth Rasse [1]) Staatsang.:
Anschrift d. nächsten Angeh.: [redacted]

Regelmäßig Besuch und von wem (Anschrift):

Vormund oder Pfleger (Name, Anschrift):

Kostenträger: Provinz Hannover Seit wann in dortiger Anst.: 3. Januar 1929
In anderen Anstalten gewesen, wo und wielange:
Seit wann krank: Woher und wann eingeliefert:
Zwilling ja/nein Geisteskranke Blutsverwandte:
Diagnose:

Hauptsymptome:

Vorwiegend bettlägerig? ja/nein sehr unruhig? ja/nein in festem Haus? ja/nein
Körperl. unheilb. Leiden: ja/nein Kriegsbeschäd.: ja/nein
Bei Schizophrenie: Frischfall Endzustand gut remittierend
Bei Schwachsinn. debil: imbezill: Idiot:
Bei Epilepsie: psych. verändert durchschnittliche Häufigkeit der Anfälle
Bei senilen Erkrankungen: stärker verwirrt unsauber
Therapie (Insulin, Cardiazol, Malaria, Salvarsan usw.): Dauererfolg: ja/nein
Eingewiesen auf Grund § 51, § 42b StrGB. usw. durch:
Delikt: Frühere Straftaten:
Art der Beschäftigung: (Genaueste Bezeichnung der Arbeit und der Arbeitsleistung, z. B. Feldarbeit, leistet nicht viel. — Schlosserei, guter Facharbeiter. — Keine unbestimmten Angaben, wie Hausarbeit, sondern eindeutige: Zimmerreinigung usw. Auch immer angeben, ob dauernd, häufig oder nur zeitweise beschäftigt.)

Ist mit Entlassung demnächst zu rechnen:
Bemerkungen:

Dieser Raum ist freizulassen.

Ort, Datum

(Unterschrift des ärztlichen Leiters oder seines Vertreters)

[1]) Deutschen oder artverwandten Blutes (deutschblütig), Jude, jüdischer Mischling I. oder II. Grades, Neger (Mischling), Zigeuner (-Mischling) usw.

3098 40 2C

Abb. 12: Meldebogen 1 der »Reichsarbeitsgemeinschaft Heil- und Pflegeanstalten«. Der Meldebogen entspricht zeitlich der Fassung, die in der Provinz Hannover im Sommer 1940 verschickt worden ist. Das Formular ist ein Entwurf für einen Bewohner einer Anstalt der Inneren Mission in der Provinz Hannover. Er ist nie abgesandt worden. Handschriftliche Eintragungen: »Schriftverkehr mit Eltern und Geschwistern« Diagnose: »chron. epidem. Encephal.«, Art der Beschäftigung: »arbeitet in der Schuhmacherei, fleißig u. gut«

In der unteren Hälfte das eingerahmte Feld, in das die »Gutachter« ihre Bewertungen »+« mit rotem Stift für Ermordung oder »-« mit blauem Stift für Weiterleben eintrugen. Neben den medizinischen Diagnosen sind eine Aufenthaltsdauer von fünf Jahren und länger sowie eine geringe Arbeitsleistung lebensbedrohende Selektionskriterien. Regelmäßiger Besuch von Angehörigen ist dagegen ein Schutz für die Kranken.(Quelle: Historisches Archiv der Bezirkskliniken Schwaben. © mit freundlicher Unterstützung der Bezirkskliniken Schwaben, Augsburg, Deutschland)

Aus Meldebögen werden Todeslisten

Die von Staatssekretär Dr. Conti, Reichsministerium des Inneren, verschickten Meldebögen treffen in den Anstalten der Provinz Hannover im Juli 1940 ein. Nach anfänglicher Unsicherheit wird der Provinzialverwaltung und den meisten Anstaltsdirektoren bald klar, dass es sich bei der »planwirtschaftlichen Erfassung« durch Meldebögen weder um statistische Erhebungen noch um die Vorbereitung üblicher Verlegungen handelt. Selbst die langjährigen Parteigenossen der Provinzialverwaltung sind erschrocken, als sie feststellen müssen, dass die Meldebögen nichts anderes sind als der erste Schritt zum Massenmord der »Lebensunwerten«, verweigern aber als Staatsbeamten und Parteigenossen nicht die Mitarbeit.
Auf einer Direktorenkonferenz im Februar 1941 in Hannover werden den Anstaltsleitern Dr. Hermann Grimme (Hildesheim), Prof. Dr. Gottfried Ewald (Göttingen) und Dr. Max Bräuner (Lüneburg) von Dr. Georg Andreae, dem juristischen Anstaltsdezernenten, die Transportlisten für die Anfang März 1941 vorgesehenen ersten Deportationen in eine sächsische Anstalt (Pirna- Sonnenstein) übergeben und das gemeinsame Vorgehen der Hannoverschen Provinzialanstalten besprochen. Dass die »planwirtschaftlichen Verlegungen« nur ein Ziel haben, nämlich die Ermordung der auf den Listen aufgeführten Personen, ist den Anstaltsleitern Grimme und Ewald unmissverständlich klar. Ewald und Grimme sind Informierte.
Gottfried Ewald war schon am 15. August 1940 mit 12 weiteren Anstaltsdirektoren[150] über die laufenden Krankenmordaktionen in der Tiergartenstraße 4 informiert worden und hatte sich

150 Weitere namentlich bekannte Teilnehmer der Konferenz in der Berliner Tiergartenstraße 4 waren der Wiener Psychiater Jekelius und der Königsberger Psychiatrieprofessor Mauz.

geweigert, als Gutachter der »Aktion T4« tätig zu werden. Im Anschluss an seinen mutigen Einspruch musste er die Konferenz vorzeitig verlassen. Zwei weitere Konferenzteilnehmer[151] haben die Konferenz ebenfalls vorzeitig verlassen und sind auch nicht auf einer »T4«-Personalliste aufgeführt.[152] Unmittelbar nach seiner Rückkehr verfasste Ewald die mehrseitige Denkschrift »Gegen die ‚»Euthanasie«'-Tötungen«, die er u.a. an Landeshauptmann Dr. Gessner, Prof. Werner Heyde, den medizinischen Leiter der »T4« und an Gesundheitsstaatssekretär Dr. Leonardo Conti schickte. Ewald, Direktor der Universitätsnervenklink und der Landes- Heil- und Pflegeanstalt Göttingen-Rosdorf, ist in der Literatur bis heute als *der* Psychiater gepriesen worden, der Widerstand leistete. »Zum einzigen Psychiater, der Widerstand leistete, hat sich Ewald selbst stilisiert«, wie Ernst Klee zutreffend bemerkt. Denn tatsächlich ist Ewalds Rolle mehr als zwiespältig. *(s. ZE 9 Gottfried Ewald: Gegner und Täter S. 161)*
Hermann Grimme erhielt ebenfalls im August 1940 Kenntnis von der laufenden Aktion und zwar über einen Brief von Dr. Karsten Jaspersen, Chefarzt der Betheler Anstalten. Grimme ist über die Mordplanungen erschüttert. Obwohl er die Tatsachen selber nicht wahrhaben will, gibt er eine Abschrift von Jaspersens Brief unter anderem an Landeshauptmann Ludwig Gessner. Trotz der grundsätzlichen Ablehnung der »Euthanasie« lässt Grimme die »Meldebögen« an seiner Anstalt ausfüllen. Der gutgläubige Grimme konnte sich im Sommer 1940 noch nicht vorstellen, dass ein Massenmord an geistig behinderten und psychisch erkrankten

151 Arthur Kuhn, Direktor der Anstalt Reichenau und Direktor Meusburger, Leiter der Anstalt Klagenfurt.
Siehe Ernst Klee: »Euthanasie« im Dritten Reich. Die »Vernichtung lebensunwerten Lebens«, Frankfurt a.M. 2014 (2. Aufl.), S.191-194. Kuhn hat nach eigenem Bericht die Konferenz nach dem Mittagessen verlassen, Kuhn und Meusburger haben Berlin noch am Abend des 15. Augusts 1940 verlassen. Kuhn berichtet, den Direktor von Klagenfurt [Meusburger] auf dem Anhalter Bahnhof getroffen zu haben und habe selbst gegen 18.00 Uhr Berlin verlassen. Beide werden auch nicht in einer von Prof. Nitsche erstellten »T4«-Personalliste aufgeführt. Siehe Klee, »Euthanasie«, S.195/196.

152 Ebd.

Menschen tatsächlich im Gange war.[153] *(s. ZE 10 Hermann Grimme: Von kritikloser Gläubigkeit zum offenen Protest S. 163)*
Als Grimme sich auf der Konferenz in Hannover Ende Februar 1941 mit der Unausweichlichkeit der von Hitler geplanten Krankenmorde konfrontiert sieht, erleidet er fast einen Nervenzusammenbruch. Seine Betroffenheit wird noch am 28. Mai 1948 bei einer Vernehmung durch die Staatsanwaltschaft Hannover spürbar. Grimme berichtet über die Direktorenkonferenz: »*Jeder von den Teilnehmern der Konferenz wusste, um was es sich handelte, wenn auch wahrscheinlich nur von »planwirtschaftlichen Verlegungen« gesprochen sein wird. [...]*« Als Grimme zu erkennen gibt, dass er sich weigert, »Geisteskranke« selbst für die Verlegung aussuchen zu müssen, habe sich, so Grimme in seiner Aussage, »einer der anderen Herren« geäußert – »ich glaube, es ist Dr. Bräuner gewesen – ‚Das müssen Sie doch machen. Sie können sich doch nicht weigern.'« [154]
Diese Äußerungen Bräuners legen den begründeten Verdacht nahe, dass auch der Lüneburger Anstaltsdirektor genaue Kenntnisse über die laufende Mordaktion gehabt haben muss, auch wenn sich seine Teilnahme an einer der Konferenzen in der Schaltzentrale der »Aktion« in der Berliner Tiergartenstraße 4 nicht belegen lässt. Bedenken sind nicht die Sache von Max Bräuner. Auch nach dem Krieg wird der Lüneburger Anstaltsdirektor Dr. Max Bräuner seine Verantwortung leugnen und behaupten, er sei der Meinung gewesen, es habe sich um die üblichen Verlegungen – »*um eine schlechtere Unterbringung unserer Patienten*«[155] – gehandelt.
Auf den Listen, die dem Anstaltsdirektoren übergeben werden, stehen 200 Namen. Vorgesehen sind die Deportationen von 120 Personen. Die Anstaltsdirektoren entscheiden endgültig und eigenverantwortlich wer die Fahrt in den Tod antritt oder in der Anstalt weiter leben darf.

---

153 Zu Hermann Grimme siehe ausführlich, Hans Walter Schmuhl: Die Gesellschaft deutscher Neurologen und Psychiater im zweiten Weltkrieg, Berlin 2016, S. 327-334.

154 Vernehmungsprotokoll der Oberstaatsanwaltschaft Hannover Az. 2 Js 201/48, Vernehmung Dr. Hermann Grimme vom 28.05.1948.

155 HStAH Nds. 171 Lüneburg, 29889, Entnazifizierungsakte Max Bräuner, Aussage Dr. Max Bräuner vor RA Höffer als öffentlicher Kläger.

Handlungsspielräume? »Rettung« vor der Ermordung?

(s. ZE 11 Sabotage der »planwirtschaftlichen Verlegungen« S. 165)

Die Transportlisten der »GeKraT« für die nachfolgenden »planwirtschaftlichen Verlegungen« im April 1941 sind Ende März 1941 von der Provinzverwaltung Hannover an die Anstalten der Provinz Hannover weitergeleitet worden und zum Beispiel am 25.03.1941 in Göttingen eingetroffen. In dem Begleitschreiben der Provinzialverwaltung werden die Anstalten aufgefordert, die Kranken zu nennen, die »zurückzuhalten« sind. Grundsätzlich sollen Kriegsbeschädigte, Kranke mit senilen Altersveränderungen, mit ansteckenden Krankheiten (Tbc) und Transportunfähige nicht verlegt werden. Auch »unentbehrliche Arbeitskräfte« sollen nicht deportiert werden. Ernsthafte Bemühungen, die geringen eingeräumten Handlungsspielräume auszunutzen, sind nur aus der Pflegeanstalt Göttingen bekannt. Die Göttinger Ärzte mit Prof. Ewald entlassen oder beurlauben Kranke, die sie für gefährdet halten. Eine Patientin wird Hausangestellte im Haushalt von Prof. Ewald. Die Möglichkeit, Kranke durch Einzelgutachten freizustellen, hatte der Hannoveraner Anstaltsdezernent Dr. Andreae bei Gesprächen in Berlin im direkten Kontakt mit Prof. Heyde, dem »medizinischen« Leiter der Krankenmorde in der »RAG«, ausgehandelt. Durch oft in Nachtarbeit erstellte Gutachten, die zunächst in Hannover vom Landeshauptmann der Provinz als oberstem Verwaltungsbeamten bestätigt und danach noch in Berlin bei Heyde genehmigt werden müssen, gelingt es den Göttinger Ärzten und Pflegekräften insgesamt 23 Männer und 21 Frauen vor dem Abtransport nach Weilmünster zu bewahren.[156] Krankengeschichten und Diagnosen werden abgeschwächt, gefälscht oder umgeschrieben. Einen Patienten hält man am Verlegungstag wegen einer angeblichen Magenblutung im Bett. Andere Erkrankte werden als vorgeblich wissenschaftliche Demonstrationsfälle zurückbehalten. In Göttingen sollen 129 von 367 Kranken bei insgesamt vier »planwirtschaftlichen Ver-

156 Thorsten Sueße/ Heinrich Meyer: Abtransport der »Lebensunwerten«. Die Konfrontation niedersächsischer Anstalten mit der NS-»Euthanasie«, Hannover 1988, S.106-110.

legungen« vor dem Todestransport bewahrt worden sein.[157] Mehr als 230 Bewohnerinnen und Bewohner haben von Göttingen aus die Fahrt in den Tod antreten müssen. Ähnliche Bemühungen, Erkrankte durch Gutachten zurückzuhalten, sind aus der Anstalt Lüneburg nicht bekannt.

Insgesamt wurden aus der Anstalt Lüneburg etwa 480 Patienten, aus der Anstalt Hildesheim 430 und aus Göttingen etwa 230 Anstaltsbewohnerlnnen verschleppt. Der größte Teil von ihnen wurde im Zuge der »Euthanasie« ermordet.

»Aktion T4«: der legitimierte Rechtsbruch

Die Massenmorde der in Anstalten und Pflegeeinrichtungen lebenden Bewohnerinnen und Bewohner waren nach dem damals gültigen Reichsstrafgesetzbuch (§216) Straftaten. Auch nach den Beratungen der Strafrechtskommission (1933 – 1935) blieben Sterbehilfe, die Tötung auf Verlangen und die »Vernichtung unwerten Lebens« Straftaten. Diese Auffassung wurde noch 1943/44 in der 12. Aufl. des Kommentars zum RStGB bestätigt.[158]

Bedingt durch die »Polykratische Herrschaftsstruktur« (Martin Broszat) der NS-Gewaltdiktatur hat sich Hitler Institutionen geschaffen, um seine Befehle an der ordentlichen Verwaltung vorbei, somit also führerunmittelbar, ausführen zu lassen.[159] Nach H. W. Schmuhl ist »die „»Euthanasie«„ ein Musterbeispiel dafür, daß sich die Herrschaftsausübung über gesellschaftliche Randbereiche im „Dritten Reich" in den »rechtlosen Hohlraum des Maßnahmenstaates« verlagerte, der nach außen hin durch den Normenstaat notdürftig ummantelt wurde«.[160]

Schon im April 1940 wurden auf einer geheimen Sitzung des

157 Ewald, Gottfried, Institut für Ethik und Geschichte der Medizin, Universitätsmedizin Göttingen. Informationen unter URL: http://www.egmed.uni-goettingen.de/geschichte/GottfriedEwaldII.html

158 Udo Benzenhöfer: Der Gute Tod?, München 1999, S. 112, 123 und Anmerkung 45, S. 238.

159 Martin Broszat: Der Staat Hitlers. Grundlegung und Entwicklung seiner inneren Verfassung. Wiesbaden 2007, S. 398.

160 Siehe Schmuhl, Hans-Walter: Rassenhygiene, Nationalsozialismus, »Euthanasie«: von der Verhütung zur Vernichtung »lebensunwerten Lebens«, 1890-1945, Göttingen 1987.

deutschen Gemeindetages 200 deutsche Oberbürgermeister und kommunale Spitzenbeamte über das seit vier Monaten laufende Tötungsprogramm informiert.[161] Im August 1940 wurde vom bislang nicht informierten Justizminister die auf Hitlers privatem Briefpapier verfasste ‚»Euthanasie«'-Bevollmächtigung als »Führerbefehl« und damit als Rechtsgrundlage anerkannt. Im April 1941 wurde die versammelte Spitze der Reichsjustiz auf einer Tagung in Berlin von den Cheforganisatoren (V. Brack u. Prof. W. Heyde) detailliert über das Mordprogramm informiert und gleichzeitig strikt angewiesen, in den Fragen, die die Vernichtung »lebensunwerten Lebens« angehen, nicht aktiv zu werden, sondern die Angelegenheit kurzerhand an das Justizministerium weiterzuleiten.[162] Es gab also eine vielfache Legitimierung eines nach dem RStGB eindeutig illegalen Massenverbrechens.

Herborn als Zwischenanstalt

Oskar Pohlmann wurde, wie schon erwähnt, am 22. April 1941 durch eine sogenannte »Planwirtschaftliche Verlegung« zusammen mit 122 Männern mit der Reichsbahn von Lüneburg in die Heil-und Pflegeanstalt Herborn im Bezirksverband Hessen-Nassau verschleppt. Die Anstalt Herborn war in die Abläufe der NS-Krankenmorde fest eingebunden. Es gibt wohl keinen vergleichbaren Bezirksverband in Deutschland, in dem die rigide Sparpolitik in Psychiatrischen Anstalten schon vor 1939 so rücksichtslos durchgeführt wurde wie im Regierungsbezirk Wiesbaden. Die feindselige Einstellung gegenüber den Anstaltspatienten wurde entscheidend von dem Wiesbadener Anstaltsdezernenten Fritz Bernotat (1890 – 1951) geprägt, der den versammelten Anstaltseitern, die sich über Platzmangel in ihren Einrichtungen beschwerten, nahe legt :»*Wenn ihr zu viel Patienten in der Anstalt habt, schlagt sie doch tot, dann habt ihr Platz.*«[163]

---

161 Aly, Die Belasteten, 2013, S. 49-53.

162 Friedlander, Der Weg zum NS-Genozid, 1997, S. 201-208.

163 Zit. n. Henry Friedlander: Der Weg zum NS-Genozid. Von der »Euthanasie« zur Endlösung Berlin 1997, S. 118. Vernehmung Friedrich Mennecke, 11. Januar 1947, NARA, R 18/356, Microfilm Publikation, M 1019, Rolle 46, S. 23. Siehe auch: Peter Sandner: Verwaltung des Krankenmordes. Der Bezirksverband Nassau im Nationalsozialismus. Historische Schriftenreihe

Ab Frühsommer 1940 richtet die »T4« im Umkreis jeder Tötungsanstalt sogenannte Zwischenanstalten ein. Hier werden die Patienten vor ihrer Ermordung für einige Wochen gesammelt. Das System der »Zwischenanstalten« soll die »Logistik« der Massentransporte vereinfachen und sicherstellen, dass nur jeweils so viele Opfer in die Tötungsanstalten, wie zum Beispiel nach Hadamar, angeliefert werden, wie unmittelbar darauf in der Gaskammer ermordet werden können. Für die Heimatanstalten und die Angehörigen werden die Verlegungswege gezielt verschleiert. Das Endziel aller selektierten Kranken bleibt die Tötungsanstalt. Auch will man Nachforschungen der Angehörigen auf jeden Fall verhindern.

Ermordung hunderter Herborner Stammpatientinnen und -patienten: »Betten räumen«

Bevor hunderte Patient:innen aus Lüneburg und anderen Anstalten in Herborn aufgenommen werden können, müssen kurzfristig hunderte Herborner Patient:innen die Betten räumen und in den Tod geschickt werden. In acht Wochen (vom 24. Januar 1941 bis zum 24. März 1941) werden 702 Stammpatient:innen in neun Transporten mit den grauen Bussen der »GeKraT« nach Hadamar verladen. Alle Opfer werden kurz nach der Ankunft des jeweiligen Transportes gemeinsam in die zwölf Quadratmeter große Gaskammer geführt und ermordet.[164] 72 weitere Herborner Ursprungspatient:innen werden späteren Zwischenanstaltstransporten angeschlossen, so dass insgesamt 774 Herborner Stammpatienten in die Tötungsanstalt deportiert werden. Fast alle werden vergast.[165]

---

des Landeswohlfahrtsverbandes Hessen. Hochschulschriften Bd. 2, Gießen 2003, S. 320 f.
Siehe auch: Gerrit Hohendorf: Rezension zu Peter Sandner 2003, in: Deutsches Ärzteblatt 2005, 102 (11), A-748.

164 Georg Lilienthal: Die Landesheilanstalt Herborn und der Krankenmord. In: Christina Vanja (Hg.): 100 Jahre Psychiatrie in Herborn, Marburg 2011, S. 136–154, S. 138/139.

165 Zum Vergleich: In Kaufbeuren/Irsee werden in 13 Monaten (07/1940 bis 08/1941) insgesamt 694 Kranke in den Tötungsanstalten Grafeneck und Hartheim mit Kohlenmonoxid erstickt.
Bekannt sind 32 Zurückstellungen von Herborner Stammpatient:innen. Siehe

Alle staatlichen Landesheilanstalten des Bezirksverbandes Nassau Eichberg, Herborn, Weilmünster sowie die beiden ehemals kirchlichen Anstalten Kalmenhof und Scheuern – werden in den Dienst der »T4« gestellt und zu »Zulieferern« für das Mordzentrum Hadamar gemacht. SS-Mann Bernotat hatte damit in der Provinz Hessen-Nassau das reichsweit dichteste Netz von Zwischenanstalten aufgebaut – eine unabdingbare Voraussetzung für die »reibungslose« und »effiziente« Durchführung der Krankenmorde.[166]

Deportationen Lüneburger Patientinnen und Patienten im April 1941

Am 9., 22. und am 30. April 1941 werden in drei Transporten insgesamt 361 Lüneburger AnstaltsbewohnerInnen in die Landesheilanstalt Herborn als Zwischenanstalt »verlegt«. In Herborn werden die Neuankömmlinge in bestimmten Gebäuden so untergebracht, dass sie möglichst unauffällig von den Bussen der »GeKraT« zur Fahrt in die Tötungsanstalt abgeholt werden können. Der 37-jährige Bodenteicher Oskar Pohlmann muss wie alle 361 »Verlegten« unter dem unmenschlichen Spardiktat der Hessen-Nassauischen Anstaltsverwaltung leiden. Durch Überbelegung, Reduzierung von Personal und Therapien, Verknappung von Lebensmitteln und Sachmitteln werden alle Einsparmöglichkeiten auf Kosten der Kranken rücksichtslos ausgenutzt. Strohsäcke ersetzen Matratzen. Die Sterberate erhöht sich in einem Jahr um zwei Drittel bei ähnlicher Belegung (1939: 6,8%; 1940: 11,6%).[167] Der Verköstigungssatz ist seit Jahren auf ein Minimum reduziert. Schon 1939/1940 klagen die Patient:innen über unaufhörlichen Hunger. Als »Mahlzeiten« gibt es Brot, Wassersuppe mit etwas Gemüse und zum Teil verdorbene Kartoffeln, oft erfroren und schwarz. Der Hunger ist so groß, dass Bewohner versucht hätten, »*wenn sie zur Arbeit auf dem Hofgut herangezogen wurden [ihren]*

HHSTAW Abt. 461 Nr. 32061, Strafsache gegen Dr. Wahlmann u.a. Bd. 7,5. Verhandlung am 04.03.1947, S. 36.

166 Hohendorf, Deutsches Ärzteblatt 2005.

167 Peter Sandner: Der Bezirksverband Nassau und eine Anstalt Herborn in der Zeit des Nationalsozialismus. In: Christina Vanja (Hg.): 100 Jahre Psychiatrie in Herborn, Marburg 2011, S. 100–118, S. 105.

Hunger aus dem Schweinetrog zu stillen.«[168] Es verwundert nicht, dass acht aus Lüneburg »verlegte« Personen unter den katastrophalen Bedingungen in diesem Wartesaal des Todes noch vor dem Transport nach Hadamar ums Leben kamen.[169]

Zwischenanstalten: reibungslose Vorbereitung der Vernichtung

Die Anstaltsdirektoren der Zwischenanstalten sind am Vernichtungsprozess der »T4« aktiv beteiligt. Eine Überprüfung der Auslese im Meldebogenverfahren (Rückstellung von Kriegsteilnehmern, »guten Arbeitern«) ist von der »T4« nicht erwünscht, denn die Zwischenanstalten seien aus »transporttechnischen Gründen« eingerichtet worden und nicht zur Rettung von Patient:innen.[170]

In diesem Sinn bemüht sich die Zwischenanstalt Herborn, die Transporte effektiver zu organisieren. Da sich die Pflasterstreifen mit den Namen – wie bei den Lüneburger Kranken beobachtet – leicht ablösen, fordert Anstaltsdirektor Schiese die Kollegen in Merxhausen auf, den Namen der Kranken *»mit Tintenstift auf die vorher angefeuchtete Hautstelle zwischen den Schulterblättern zu schreiben«.*[171] *Die Kranken »waren zu zeichnen wie die Schweine, so sagten die Pflegerinnen und Pfleger«.*[172] *Von dem Transportleiter fordert Schiese »eine mit Schreibmaschine geschriebene Liste der verlegten Kranken in vierfacher Ausfertigung«*. Das Eigentum der Kranken soll »arbeitssparend« und »übersichtlich verpackt« werden. Mit üblichen Verlegungen haben die Vorgaben nichts zu tun, sie

168 Ebd. S.105 - HHStAW, Abt. 461 Nr. 32061 Bd. 5, Bl: 725-734.

169 Mitteilung der Gedenkstätte Hadamar, 2020, Päd. Mitarbeiterin Claudia Stul M.A., AZ: 403.G.15.5.

170 Friedlander, 1997, S.187.

171 Obwohl die »Reichsarbeitsgemeinschaft« die Abgabeanstalten ausführlich über die wichtigsten Punkte zur Verlegung informiert hat, u.a. »[...] Geisteskranke sind mit einem Leukoplaststreifen zu versehen, auf dem der Name des betreffenden Kranken steht oder der auf dem Rücken zwischen den Schulterblättern befestigt wird.« Zitiert nach Rudnick, 2019, S.15.

172 Götz Aly: Die Belasteten. »Euthanasie« 1939-1945. Eine Gesellschaftsgeschichte, Frankfurt a.M. 2014, S.65/66. »»Sie waren zu zeichnen wie die Schweine«. So sagten es die Pflegerinnen und Pfleger.«

sollen den Zwischenanstalten helfen, den bevorstehenden Mord reibungslos zu organisieren.[173] Über Wochen muss den Todeskandidat:innen ihre bevorstehende Ermordung verschwiegen werden. Der Zweck der Verlegungen nach Hadamar lässt sich in Herborn außerhalb der Anstalt nicht lange geheim halten. Wie ein Zeitzeuge berichtet, spricht man in Herborn darüber, *»daß die Anstaltsinsassen, die in den Omnibussen abtransportiert wurden, alle in den Backofen kämen«.*[174]

Deportationen Lüneburger Patientinnen und Patienten aus der Zwischenanstalt Herborn in die Vergasungsanstalt Hadamar

Alle Verlegten sind noch am gleichen Tag in Hadamar in der Gaskammer ermordet worden:

- 12. Mai 1941: 88 Lüneburger Patientinnen, davon 4 Patientinnen aus Uelzen: Alwine Meyer, Marie Meyer, Minna Niemann, Emilie Peters.
- 21. Mai 1941: 90 Lüneburger Patienten, davon 6 Patienten aus Uelzen: Adolf Baden, Otto Döhrmann, Oskar Pohlmann, Ewald Schröder, Otto Wille, Friedrich Wolter.
- 28. Mai 1941: 32 Patientinnen und 16 Patienten aus Lüneburg, davon 3 Patientinnen aus Uelzen: Hermine Veersman, Elfa Seipel, Marie Stolzenwald.
- 16. Juni 1941: 98 Patientinnen und 23 Patienten aus Lüneburg, davon 5 Patientinnen aus Uelzen: Marie Knoof, Elisabeth von Wedding, Martha Voigt, Elise Siemers (oder Siemens), Minna Machel.[175]

Nach Angaben der Gedenkstätte Hadamar sind insgesamt 348 Patient:innen aus Lüneburg in der Gaskammer in Hadamar mit Kohlenmonoxid umgebracht worden. In Herborn sind acht Lüneburger Kranke noch vor der Verlegung in die Gaskammer gestor-

173 Aly, 2014, S. 107 f.

174 Sandner, 2011, S. 108.

175 C. S. Rudnick: »Uelzener als Opfer der »T4««, Vortrag am 9. Mai 2019, Ratssaal Uelzen, Namen der Opfer nach Angabe der »Euthanasie«-Gedenkstätte Lüneburg.

ben. Zwei Männer werden in Hadamar am 21. Mai 1941 buchstäblich an der Schwelle des Todes in letzter Minute zurückgestellt und gerettet. Sie müssen auf dem Hofgut arbeiten. Beide überleben die Kriegszeit in Hadamar.[176]

Die Zwischenanstalt Herborn ist eine Drehscheibe der Vernichtung. Leer gemordete Betten werden zügig mit neuen Opfern belegt. Nur einen Tag nach den Transporten vom 21. und 28. Mai treffen die nächsten TodeskandidatInnen ein, 155 Frauen und 10 Männer aus der Anstalt Merxhausen. Über die Drehscheibe Herborn sind in der Zeit vom 12. Mai 1941 bis zum 23. Juli 1941 876 Patient:innen aus den Abgabeanstalten Lüneburg, Merxhausen, Marburg, Aplerbeck und Warstein nach Hadamar verlegt worden. Von den Verlegten sind 855 Menschen noch am Tag ihrer Ankunft im Mordzentrum Hadamar in der Gaskammer erstickt worden.[177]

Heimtückischer Massenmord im Mordzentrum Hadamar

Die verkehrsgünstig gelegene[178] Landesheilanstalt Hadamar bei Limburg/Hessen wird 1940 auf Betreiben des Bezirksverbands (BV) Hessen-Nassau als Ersatz für die im Herbst 1940 geschlossene NS-Tötungsanstalt Grafeneck aufwändig zur sechsten Tötungsanstalt umgebaut. Geheimhaltungskriterien scheinen für die an exponierter Stelle oberhalb der Stadt auf dem Mönchberg gelegene Anstalt nicht mehr ausschlaggebend gewesen zu sein. Die Gebäude sind von den umliegenden Bergen einsehbar. Es gibt keine Mauer und eine viel genutzte Straße führt an den Anstaltsgebäuden vorbei.

Die Vergasungsanstalten für die Krankenmorde sind in sich geschlossene, funktionierende Einheiten. Die Belegschaft - die Tätergemeinschaft - wohnt und arbeitet im gleichen Gebäude. Wohnstätte und Mordstätte zugleich. Die Krankensäle im Hauptgebäude werden zu Personalzimmern umgebaut. Im ehemaligen Klostergebäude wird eine große Verwaltungsabteilung eingerichtet.[179]

---

176 Mitteilung Gedenkstätte Hadamar, 2020, Päd. Mitarbeiterin Claudia Stul M.A., AZ 403.G.15.5.

177 Lilienthal, 2011, S.145 und 149.

178 Mit eigenem Bahnhof und in der Nähe der Autobahn.

179 Gerhard Baader/ Johannes Cramer/ Bettina Winter: »Verlegt nach

»Der Einbau der »Euthanasie«-Einrichtungen, zu denen neben der Gaskammer mit den dazugehörigen Nebenräumen und den Verbrennungsöfen auch ein Sezierraum gehört, macht in den Kellerräumen umfangreiche Umbauten notwendig. [ ] Wände und Decken werden ausgebrochen und neue Durchgänge in vorhandene Mauern geschaffen. An anderer Stelle werden neue Wände eingezogen und Fenster verschlossen. Handwerker verlegen Rohre, Abwasser- und Elektroleitungen, Wände und Fußböden werden überarbeitet, gefliest und gestrichen.«[180] Die Installationsarbeiten für die Gaskammer werden nach Skizzen aus Berlin von einem Maschinenschlosser aus der Anstalt Weilmünster und von einem Elektromeister der Anstalt Hadamar ausgeführt. Der Kamin mit einem Außenmaß von 140 cm wird vom Keller durch alle Stockwerke hoch gemauert.[181]
Die umgebaute Anstalt wird im November 1940 an die Berliner Mordzentrale kostenfrei verpachtet. Vom Stammpersonal bleiben nur 25 Personen. Gesinnungsfestes Personal – »alte Kämpfer« der Partei aus den Anstalten Weilmünster und Herborn – wird vom BV ausgewählt, nach Hadamar abgeordnet und vom BV bezahlt.[182]

Mordzentrum von Januar 1941 bis März 1945: Nach dem Gas kamen Hunger, Tabletten und Spritzen

Hadamar sind neun Zwischenanstalten zugeordnet.[183] 1941 werden im Rahmen der zentral gelenkten »Aktion T4« in acht Mo-

Hadamar«. Die Geschichte einer NS-»Euthanasie«-Anstalt. Begleitband zu einer Ausstellung des Landeswohlfahrtsverbandes Hessen; Historische Schriftenreihe des Landeswohlfahrtsverbandes Hessen, Kataloge Band 2; Landeswohlfahrtsverband Hessen, Kassel 1991.

180 Johannes Cramer: »Spuren der »Euthanasie«-Morde. Bauarchäologische Untersuchungen in der Gedenkstätte Hadamar«. In: Baader/ Cramer/ Winter (Hgg.): »Verlegt nach Hadamar«. Die Geschichte einer NS-»Euthanasie«-Anstalt. Begleitband zu einer Ausstellung des Landeswohlfahrtsverbandes Hessen, Historische Schriftenreihe des Landeswohlfahrtsverb. Hessen, Kat. Bd. 2, Kassel 1991, S. 199.

181 Baader/ Cramer/ Winter 1991, S. 79.

182 Ebd. S. 80.

183 Eichberg, Herborn, Idstein, Scheuern und Weilmünster in Hessen, Weinsberg und Wiesloch im heutigen Baden-Württemberg, Galkhausen im heutigen Nordrhein-Westfalen und Andernach im heutigen Rheinland-Pfalz.

naten 10.113 zu »Lebensunwerten« erklärte Frauen und Männer in der Gaskammer umgebracht. Nach dem Stopp der Gasmorde übernimmt mit Dr. Curt Schmalenbach ein einschlägig bekannter Mordaktivist unter anderem »T4 Gutachter« und Vergasungsarzt auf dem Sonnenstein Ende 1941 die Anstaltsleitung.[184] 1942 wird die Tötungsanstalt als »Heilanstalt« zurückgebaut. Bis zur Befreiung durch amerikanische Truppen am 26. März 1945 werden in einer zweiten Mordphase 4.500 Anstaltskranke, Zwangsarbeiter, Kinder und Jugendliche durch Nahrungsentzug, Vernachlässigung und überdosierte Medikamentengaben ermordet. Die zu Tötenden werden bei der täglichen Dienstbesprechung ausgewählt. Überlebt haben nur etwa 500 in überfüllten Schlafsälen dahinvegetierende Insassen, die schließlich von den amerikanischen Truppen im März 1945 befreit wurden.[185]

Tätergemeinschaft: Das Vertuschen ist so wichtig wie das Morden

1941 arbeiten in der Tötungsanstalt Hadamar (»T4-Aktion«) circa einhundert Personen, sie sind in fünf Bereichen tätig: Transportabteilung mit Transportleiter, Busfahrern, begleiten-

184 Dr. Curt Schmalenbach: ab Dezember 1941 Funktion als Verbindungsmann zwischen der Zentraldienststelle in Berlin und den Vergasungsanstalten. Umfangreiche Tätigkeit als »T4«-Gutachter in verschiedenen Anstalten und bei Selektionen »arbeitsunfähiger« KZ-Insassen in den KZ Buchenwald und Ravensbrück (Aktion 14f13), die in den noch verbliebenen Tötungsanstalten Bernburg, Sonnenstein und Hartheim vergast wurden. Januar 1942 bis März 1942 Einsatz in einem Lazarett in Minsk im sogenannten Einsatz Ost mit »Euthanasie«maßnahmen an verwundeten und durch Kälte geschädigten Soldaten. Ab Ende 1941 Übernahme der Leitung der nicht mehr zur Vergasung genutzten Anstalt Hadamar mit Rückbau der Anstalt zur »ursprünglichen« Nutzung. Hadamar wird ab Juli 1942 ein Mordzentrum mit mehrtausendfachen Morden im Rahmen der sogenannten regionalen Krankenmorde.

185 »Es ist leider nicht die Rettung für alle der gut 500 überlebenden Patienten. Tragischerweise sterben in den kommenden Tagen und Wochen noch einige von ihnen, schwer misshandelte und stark geschwächte Opfer des NS-Regimes.« Gedenkstättenleiter Dr. J. E. Schulte zum 76. Jahrestag der Befreiung der Patienten der Tötungsanstalt Hadamar am 26.03.2021. In: Rhein-Lahn-Zeitung, 26.03.2021, Autor: Jürgen Vetter.

dem Pflegepersonal; Aufnahmeabteilung mit weiblichen und männlichen Pflegekräften und Fotografen; Tötungsabteilung mit leitendem Arzt und seinem Stellvertreter sowie den sogenannten »Brennern«;[186] Verwaltungsabteilung mit Verwaltungsleiter, Standesbeamten, der sogenannten »Trostbriefabteilung« und Urnenversand, mit Wirtschaftsleiter, Köchen, Küchenhilfen, Heizern, Waschfrauen. Die Versorgung der Anstalt übernimmt ein Hofgut mit der Arbeitskraft von achtzig bis neunzig Patient:innen.

Das Personal von etwa hundert Personen arbeitet als Tätergemeinschaft. Der Massenmord von mehr als zehntausend Menschen innerhalb weniger Monate, die umgehend nach der Anlieferung ermordet und verbrannt werden, konnte nur durch die perfekt organisierte Zusammenarbeit aller »Mitarbeiter/innen« in allen Abteilungen funktionieren. Die Anstalt ist eine Funktionseinheit, jede/r ist ein unverzichtbares Rädchen im Mikrokosmos des Mordzentrums. Jede/r Einzelne ist Täterin bzw. Täter.

Die Ärztlichen Leiter und ihre Stellvertreter sind junge, wenig erfahrene Ärzte. Dr. Ernst Baumhard[187] ist mit dreißig Jahren erster Vergasungsarzt und Direktor in Hadamar, sein Stellvertreter ist der 28jährige Dr. Günther Hennecke[188]. Dr. med. Friedrich Berner,[189] habilitierter Radiologe und Oberstabsarzt der Luftwaffe, ist als einziger bei seinem Amtsantritt als erster Vergasungsarzt

---

186 »Brenner« schleifen die getöteten Opfer bis zu den Krematoriumsöfen, übernehmen die Entfernung von Zahngold, anschließend die Verbrennung und die Abfüllung der Asche der Opfer in Urnen.

187 Dr. Ernst Baumhard (geb. 1911, gest. 1943 als Arzt auf versenktem U-Boot). »T4«-Arzt, 1940 Grafeneck, dort ab April 1940 Direktor, Tarnname Dr. Jäger, 01/41 bis 06/41 Direktor und erster Vergasungsarzt in Hadamar, Tarnname Dr. Moos, ab 25.08.1941 Kriegsmarine.

188 Dr. Günther Hennecke (geb. 1912, gest. 1943 als Arzt auf versenktem U-Boot). Ab 04/40 stv. Direktor Grafeneck, Tarnname Dr. Keller, 01/41 bis 06/41 stv. Direktor und zweiter Vergasungsarzt Hadamar, Tarnname Dr. Fleck, ab 10/41 Kriegsmarine.

189 Dr. med. habil. Friedrich Berner (geb. 1904, gest. 1945 Kriegstod). Röntgenologe, Habilitation 1940, SS seit 1934, »Einarbeitung« in Hartheim 1941, Direktor und erster Vergasungsarzt in Hadamar 05/41 bis 12/41, Tarnname Dr. Barth.

in Hadamar mehr als 35 Jahre alt. Hans-Bodo Gorgaß[190] wird mit 32 Jahren zweiter Vergasungsarzt in Hadamar.

Transport von der Zwischenanstalt in die Tötungsanstalt

Oskar Pohlmann wird in einer Gruppe von neunzig Patienten am 21. Mai 1941 in die etwa fünfzig Kilometer entfernte Tötungsanstalt Hadamar transportiert. Der Transport mit den grauen Busen der »GeKraT« hinter verdunkelten Scheiben, die vermeintliche Aufnahmeuntersuchung und die anschließende Tötung laufen immer nach dem gleichen Schema ab. Auch Oskar Pohlmann ist diesen Weg in den Tod gegangen.

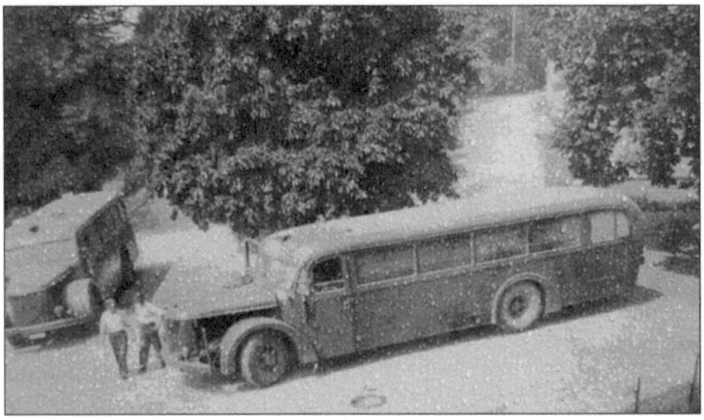

Abb. 14: Die grauen Busse der »Gemeinnützigen Kranken-Transport G.m.b.H.« fahren mit Kennzeichen der Reichspost (Hessisches Hauptstaatsarchiv Wiesbaden)

190 Hans Bodo Gorgaß (geb. 1909, gest. 1993 in Bielefeld). 1933 SA, Sanitätsobersturmführer, 1938 ltd. Arzt in der Anstalt Kalmenhof, 1939-1941 Wehrmacht, u. k. Stellung, »Einarbeitung« in der Tötungsanstalt Hartheim und KZ Buchenwald, ab Juni 1941 zweiter Vergasungsarzt in Hadamar, Tarnname Dr. Kramer. Als »Lohn« für seine Morde in Hadamar Anerkennung als Facharzt für Psychiatrie auf Betreiben von »T4«, ab 1942 Wehrmacht. 1946 Verhaftung unter dem Tarnnamen Dr. Gerber, Todesurteil im Hadamar-Prozess 1947 wegen Mordes in 1.000 Fällen, 1949 Umwandlung in lebenslange Zuchthausstrafe, 1956 auf 15 Jahre vermindert, 1958 Begnadigung durch den hess. Ministerpräs. G.A. Zinn, unter Aberkennung der bürgerlichen Ehrenrechte gegen öffentlichen Protest, danach wissenschaftlicher Mitarbeiter des Pharma-Unternehmens Knoll in Ludwigshafen. Limburger Presse vom 7. Februar 1958: »Es bleibt unerfindlich, warum Ministerpräsident Zinn, Repräsentant eines demokratischen Staates und einer demokratischen Partei, sich zu diesem Gnadenakt entschlossen hat. Dieser Mörder, der Tausende von Menschen auf dem Gewissen hat, verdient keine Gnade!« (entnommen Baader/ Cramer/ Winter, Verlegt nach Hadamar, 1991, S.179).

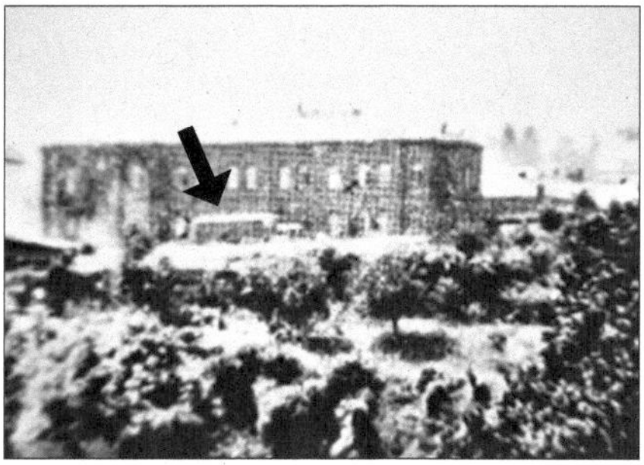

Abb. 15: Ein »grauer Bus« auf der Fahrt zum Mönchberg, vor dem Tötungstrakt (Ostflügel), (Hessisches Hauptstaatsarchiv Wiesbaden)[191]

Im Mordzentrum angekommen fahren die Busse in eine große Holzgarage (s. Abb. 17) im Innenhof der Anstalt. Erst wenn die Tore geschlossen sind, dürfen die Todgeweihten aussteigen und gehen blickgeschützt über einen hölzern gedeckten Schleusengang zu einem Nebeneingang des Tötungstrakts. Kein Neugieriger soll die Neuankömmlinge zu Gesicht bekommen. Jede Fluchtmöglichkeit muss verhindert werden. Alle Maßnahmen - vom Transport bis zum Gang in die Gaskammer - sind ein perfides Täuschungsmanöver.

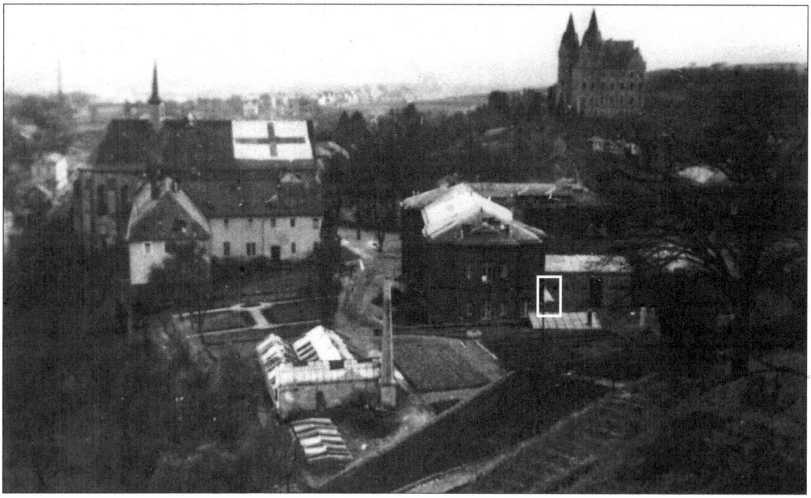

Abb. 16: Blick auf die im Innenhof gelegene Garage für die grauen Busse und den Tötungstrakt der dreiflügeligen Gebäudeanlage, die von der Stadt aus nicht einsehbar war. Der Innenhof konnte jedoch vom erhöhten Gelände hinter der Anstalt problemlos beobachtet werden. Parallel zum Hauptgebäude ist das Dach der Schleuse erkennbar; siehe Markierung im Bild (Foto: Stadtarchiv Hadamar)

---

191 Abb. 12 (Ausschnitt) aus Baader/ Cramer/ Winter, Verlegt nach Hadamar, 1991.

Abb. 17: Kleines Bild rechts: zeitgenössisches Foto. Die Garage wurde Ende der 1940er Jahre demontiert, auf dem Hofgut der Anstalt wieder aufgebaut und jahrelang als Remise benutzt. (LWV-Archiv, F 12 Nr. 60)

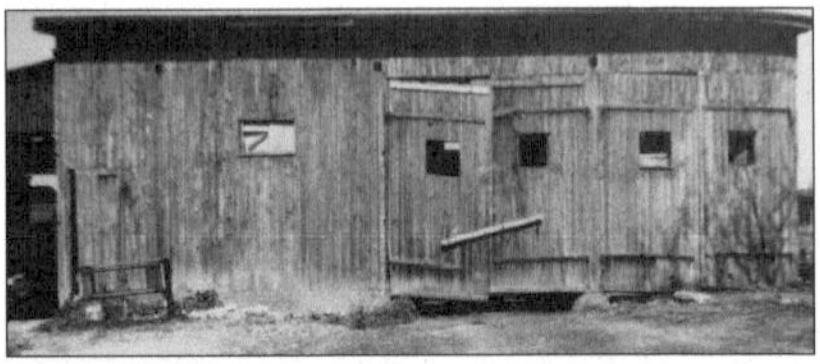

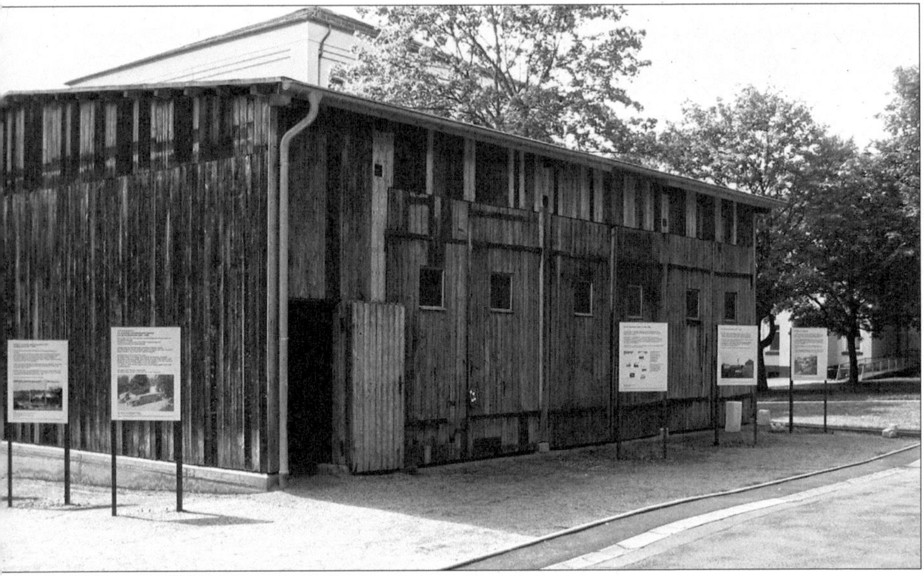

Abb. 18: Rekonstruierte Busgarage der ehemaligen Heilanstalt Hadamar. Teile der historischen Holzkonstruktion wurden wieder verwandt. Der Neuaufbau (2006) steht im Hof hinter der Gedenkstätte in der Nähe des authentischen Ortes. Durch die offen stehende Tür an der linken Seite mussten die Opfer die blickdichte Schleuse zum Tötungstrakt betreten. (Foto: Gedenkstätte Hadamar)

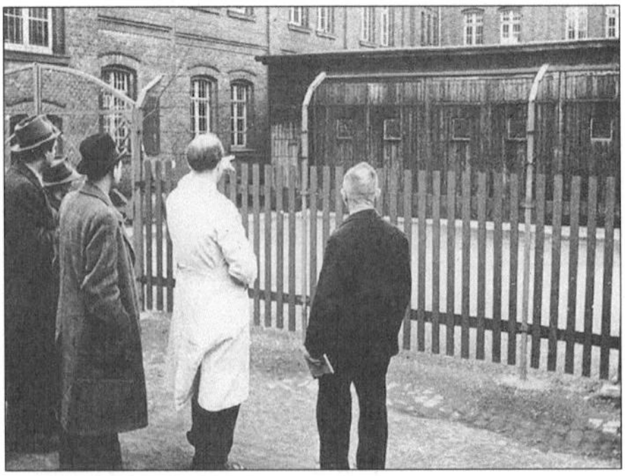

Abb. 19: Situation nach 1945, links die Tür zum nicht mehr vorhandenen Schleusengang (Deutsche Presse Agentur, Kast. Nr. 101-8)

Vorbereitung der Ahnungslosen

Danach werden die Todeskandidaten in einen großen Bettensaal geführt.[192] Völlig überraschend taucht an diesem Tag in diesem »Vorraum des Todes« ein »Inspektor« der Verwaltung auf. Er ist auf der Suche nach einem Gärtner. Es melden sich zwei Männer, die zurückgestellt und so vor dem sicheren Tod bewahrt werden. Sie arbeiten beide auf dem Hofgut und überleben. Eine Rettung in letzter Minute. Doch die Suche nach Gärtnern ist keine Tat der Barmherzigkeit. Hinter blühenden Blumen erwartet man keine Mordanstalt. Einer der Überlebenden kommt später zurück nach Lüneburg und spricht Dr. Redepenning 1948 bei der Arbeit in seinem Garten an.[193] Die Ermordungsprozedur soll glatt und effizient verlaufen. Deshalb wird den ahnungslosen Neuankömmlingen von den Mitarbeitern des Mordzentrums der Aufnahmevorgang einer üblichen Verlegung vorgespielt. Jeder einzelne Schritt muss den Anschein der Normalität wahren. Die Mitarbeiter des Mordzentrums versprechen den Opfern, dass sie sich nach der ärztlichen Untersuchung und einer Dusche im Aufnahmesaal ausruhen können. Die Opfer müssen ihre Kleider ablegen, sie bekommen einen alten Militärmantel übergeworfen und warten auf die »Aufnahmeuntersuchung«. Kleidung und persönliche Habe werden sor-

---

192 »In Hadamar wurden wir hinter dem Frauenflügel ausgeladen und durch einen verdeckten Gang in das Innere des Gebäudes geführt. Mir fiel gleich auf, dass das Gebäude irgendwie verändert war. Im Frauenflügel kamen wir in den Wachsaal, in dem nur noch eine Reihe Betten standen, während im übrigen Bänke darin aufgestellt waren. In einer Ecke lagen alte Militärmäntel.« HHStA-WI, Abt. 461, Nr. 32061, Bd. 3, Bl. 139, aus der Aussage der Überlebenden Klara Schröder im Frankfurter Hadamar-Prozess (24.02.-21.03.1947).

193 Rudolf Redepenning schildert in seiner Aussage am 17.08.1948 vor dem Landgericht Hannover über die Rückstellungen: »[...] Ein Patient, dessen Name mir nicht mehr bekannt ist, stand eines Tages in meinem Garten im Laufe des Jahres 1948, stellte sich mir vor und fragte, ob ich ihn nicht kenne. Er erzählte dann, er sei von uns nach Hadamar über Herborn geschickt worden. Dort habe ein Inspektor nach einem Gärtner gefragt, er habe sich gemeldet, weil er Landwirt sei und sei deshalb am Leben geblieben. Er wisse, dass die meisten anderen gestorben sind, Er wisse auch von einem Mann namens Reich, der ebenfalls als Gärtner am Leben geblieben sei.«

tiert, mit Etiketten und Nummern versehen, als wolle man die Gegenstände dem rechtmäßigen Besitzer später zurückgeben. Von Schwestern und Pflegern werden sie gemessen und gewogen. Dann hängt man den Opfern alte Militärmäntel über und führt sie einzeln über einen Flur in das gegenüberliegende Arztzimmer. In diesem durch einen Vorhang getrennten Arztzimmer defilieren die Opfer zunächst an einem Bürobeamten im weißen Kittel vorbei, der festzustellen hat, ob die in der Krankengeschichte und auf der Photokopie des Meldebogens angegebenen Daten korrekt eingetragen worden sind. Anschließend wird jeder Todeskandidat einem Arzt vorgeführt. Die Ärzte in den Mordzentren sind jung, medizinisch unerfahren, für eine psychiatrische Beurteilung fehlen ihnen Ausbildung und Qualifikation. Diese letzte oberflächliche ärztliche Untersuchung soll mögliche Irrtümer der medizinischen Gutachter verhindern. Für die Ahnungslosen scheint der Arzt im weißen Kittel, der sich für ihre medizinischen Berichte interessiert, eine seriöse Normalität zu bestätigen.
Der 32-jährige Hans Bodo Gorgaß (1909-1993), zweiter Vergasungsarzt in Hadamar (Juni 1941 bis August 1941), beschreibt seine Aufgabe:

> *»Ich habe die Krankengeschichte durchgeblättert, [ ] die Symptome, die Diagnose usw. überprüft [ ] Unsere Aufgabe war es, die Richtigkeit der Diagnose und der typischen Merkmale zu überprüfen und unseren Bericht auf dem Meldebogen zu vermerken [ ] Man sah in der Regel auf den ersten Blick, an dem Reagieren der Patienten auf einen Gruß oder eine Frage, was mit ihm los war. Die Krankengeschichte wurde gleichzeitig mit der Photokopie des Meldebogens und den vorbereiteten Karteikarten der Anstalt dem Arzt vorgelegt. Es war jedoch nach meiner Erinnerung nie nötig, die Krankengeschichte einem eingehenden Studium zu unterziehen. In der Regel nahm eine Untersuchung nur 1 2 Minuten in Anspruch. Aufgabe des Arztes war es, neben einer Kontrolle und etwaigen Ergänzung des Befundes auch noch für das Standesamt zu vermerken, welche Todesursache eingetragen werden sollte.«*[194]

194 Hessisches Hauptstaatsarchiv Wiesbaden, Abteilung 461/32061 Band 1 und 2,

Eine entwürdigende Prozedur: die schutzlosen, ihrer Kleidung entblößten Opfer stehen aufrecht vor dem Arzt im Weißkittel, der im Sitzen die Akten ihres Lebens durchblättert und ihre nackten Körper inspiziert. Auf der Suche nach einer glaubhaften Todesursache achtet der Arzt beim Anblick der Todgeweihten aufmerksam auf Narben. Zum Beispiel kann keine Blinddarmentzündung als Todesursache angegeben werden, wenn eine Blinddarmnarbe ins Auge fällt. In der knappen Zeit soll sich der Arzt nicht mit der Suche nach einer gefälschten Todesursache aufhalten. In einer von der Berliner »T4-Zentrale« zusammengestellten Liste werden ihm 61 mögliche Todesursachen mit einer Beschreibung der jeweiligen Symptome zur »Auswahl« angeboten. Die Erkrankungen sind so ausgewählt, dass sie in einem kurzen Zeitraum von längstens 14 Tagen zum Tode führen. Ebenso wird die spätere Leichenfledderei vorbereitet. Patient:innen mit Zahnersatz aus Gold wird ebenso wie wissenschaftlich interessanten Krankheitsfällen ein großes Kreuz auf den nackten Rücken gezeichnet. Um eine wissenschaftliche Dokumentation vorzutäuschen, werden drei Fotographien (Frontal- und Seitenaufnahme des Kopfes und eine Ganzkörperaufnahme) angefertigt.

Der zwölf Quadratmeter große Duschraum ist die Gaskammer

Anschließend müssen die Ahnungslosen in einem gegenüberliegenden Raum warten. Unruhige erhalten eine Beruhigungsspritze. Danach werden die Ahnungslosen vom Begleitpersonal bis zur obersten Treppenstufe geführt. Hier findet ein Wechsel statt, zwei Pfleger geleiten die Opfer über eine lange Treppe in den Mordkeller. Über diese Stufen werden in acht Monaten mehr als 10.000 Opfer zur Gaskammer geführt – die Treppe ohne Wiederkehr.
Durch einen direkt neben der Treppe gelegenen Vorraum werden sie in die als Duschraum getarnte Gaskammer gebracht.[195] Zwei Duschköpfe an der Decke – nur einer hat einen Wasseranschluss,

zitiert nach Baader/ Cramer/ Winter, Verlegt nach Hadamar, S. 93.

195 Cramer 1991, S. 200: »Der Vorraum konnte wie der Vorflur mit einer festen Tür verschlossen werden. So war der Rückweg nach oben zweifach abgeschnitten.«

ein Waschbecken an der Wand und einen Ablauf im Boden – beide ohne Anschluss an die Kanalisation – liefern den Todgeweihten die Illusion eines Duschraums.[196] Die Enge in der »Dusche« ist beängstigend. Arglistig täuschen die Mitarbeiter des Mordzentrums die Opfer weiterhin und behaupten, »Sie müssten jetzt baden und kämen dann ins Bett.«[197] Beim Betreten der Gaskammer *»waren die Kranken im allgemeinen arglos«*. Einige jedoch sind misstrauisch. Wer Verdacht geschöpft hat, wird mit einer Beruhigungsspritze gefügig gemacht. Widerspenstige werden mit Gewalt in die Gaskammer gebracht.[198]
Am 21. Mai 1941 werden neunzig Männer nach Hadamar transportiert, zwei von ihnen sind, wie berichtet, in letzter Minute vor dem sicheren Tod bewahrt worden. Der Hadamarer Transportbegleiter Härtle antwortet 1946 auf die Frage, wie viele Kranke auf einmal in die zwölf Quadratmeter kleine Gaskammer gekommen seien:

> *»Wenn neunzig transportiert wurden, dann haben sie auch neunzig da reingestopft. Es ist richtig, daß die Kranken nicht alle freiwillig in den ihnen als Duschraum bezeichneten Gasraum gingen, sondern daß sie, wie ich von mir aus angebe, mit Gewalt reingebracht wurden.«*[199]

Nachdem die Männer den gefliesten, fensterlosen Raum von zwölf Quadratmetern Fläche betreten haben, verriegelt das Personal die stählerne, gasdichte Tür. Die spärliche Beleuchtung einer einzigen Kellerlampe verstärkt die Enge im überfüllten Raum.[200] Dann öffnet der Arzt das Ventil der außerhalb des

196 Cramer, 1991, S. 199–215.
197 HHStA-WI, Abt. 461, Nr. 32061, Bd. 3, Bl. 139, aus der Aussage der Überlebenden Klara Schröder.
198 Friedlander, 1997, S. 167.
199 Zit. n. Klee, 2013, S. 517, Aussage Härtle vom 09.03.1946, Hadamar-Verfahren. – Die Gedenkstätte Hadamar geht heute davon aus, dass 30 bis max. 50 Personen gleichzeitig in der Gaskammer ermordet wurden. Genaue Angaben sind nicht bekannt, da alle Angaben zu den Zahlen auf Aussagen der Täter in den Nachkriegsprozessen basieren. (mündliche Auskunft Judith Sucher, Gedenkstätte Hadamar, 2021).
200 Cramer, 1991, S. 202.

»Duschraums« in einem Nebenraum stehenden Gasflaschen und lässt das Kohlenmonoxidgas einströmen. 25-30 mannshohe Gasflaschen[201] sind rechts von der Tür zur Gaskammer an der Außenwand des Nebenraums aufgereiht. Jede hat einen Inhalt von 5,9 Kubikmetern. Die Gaskammer hat allerdings einen Rauminhalt von knapp dreißig Kubikmetern. Für die Ermordung der dicht gedrängt stehenden Opfer müssen die Ärzte den Inhalt von vier bis fünf Gasflaschen einströmen lassen. Das tödliche Gas breitet sich über eine in circa siebzig Zentimetern Höhe, also in Hüfthöhe, rundum verlegte Gasleitung langsam im ganzen Raum aus. Für den Gasaustritt wurden *»[...] in die Gasleitung mit einem Spiralbohrer in bestimmten Abständen etwa 50 – 60 Öffnungen von je drei bis vier Millimeter Durchmesser gebohrt.«*[202] Da die Rohre (1 Zoll) vergleichsweise schmal sind und die Austrittsöffnungen klein, »strömte das Gas nur allmählich in den Raum.« »Die Menschen starben langsam und in genauer Kenntnis dessen, was vor sich ging.« Möglicherweise gab es sogar eine kleine Sichtscheibe, durch die der Vergasungsarzt den qualvollen Tod der Eingesperrten beobachten konnte.[203] Bei den Eingeschlossenen blockiert das Einatmen von Kohlenmonoxyd die Sauerstoffaufnahme des Blutes. Nach dem Einsetzen von Hör- und Sehstörungen, Herzrasen, Schwindelgefühl und Muskelschwäche tritt je nach Konstitution die Bewusstlosigkeit ein. Einige der Kranken sind ruhig, stehen zum Teil auch noch unter dem Einfluss von Medikamenten. Andere wehren sich, schreien und schlagen in Todesangst gegen die Türen.
Erna Schwarz, Bernburg, über den Tod in der Gaskammer:

> *»Die darin befindlichen Personen waren völlig verzweifelt und versuchten aus diesem Raum herauszugelangen.«*[204]

---

201 Geliefert von der BASF in Ludwigshafen.

202 Protokolle des Frankfurter Hadamar-Prozesses, Hessisches Hauptstaatsarchiv Wiesbaden, Abt. 461, Nr. 32061, Bd. 1-3.

203 Cramer, 1991, S. 202.

204 Klee, 2013, S. 517, Aussage Erna Schwarz vom 06.04.1967, vor dem Kreisgericht Bernburg, AS 26/67.

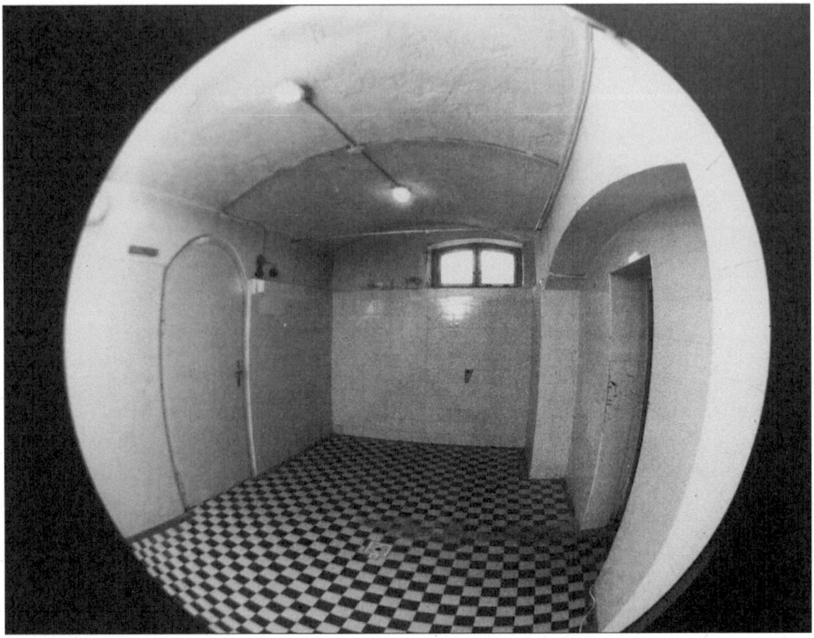

Abb. 20: Reste der Gaskammer heute in der Gedenkstätte Hadamar: mit Originalinstallationen an der Decke, Ablauf im Fliesenboden ohne Anschluss an die Kanalisation, durch die linke Tür wurden die Lebenden vom Vorraum in die Gaskammer geführt., durch die rechte Tür wurden die Ermordeten zunächst in den Nebenraum mit den Gasarmaturen geschleppt. (LWV-Archiv, F 12 Nr. 310)

In weniger als 24 Stunden zu Asche

Nachdem der Tod spätestens nach etwa zwanzig bis dreißig Minuten eingetreten ist, wird die Gaskammer über eine Entlüftungsanlage vom eingeleiteten Kohlemonoxid befreit. Nach Zeugenaussagen sei die Absaugung über ein acht Zentimeter starkes Rohr durch ein Gebläse im Fenster des Nebenraums vorgenommen worden. Das Ansaugrohr habe seitlich der Tür zum Nebenraum unter der Decke durch die Wand geragt und das Gas, das leichter als Luft ist, über das Gebläse ins Freie entlüftet. Nach etwa zweistündiger Entlüftung lässt der Arzt die Gaskammer öffnen. Jetzt kommen die Männer auf den Plan, die als sogenannte »Brenner«, sämtlich SS-Männer, die Verbrennung der Ermordeten ausführen. Sie zerren die verkrampften Leichen aus der Kammer und schleifen sie zunächst

in den Nebenraum.[205] Die vorher als wissenschaftlich bedeutende »Fälle« gekennzeichneten Toten bringt man in den seitlich angrenzenden Sektionsraum zur Gehirnentnahme.
Anschließend muss die Gaskammer von den Ausscheidungen der Ermordeten gereinigt werden.[206]
Von dem Nebenraum aus wird der größere Teil der Leichname direkt über den Flur in den Raum mit den Krematoriumsöfen geschleppt. Nach Täteraussage eines der vier »Desinfektoren« wurden immer drei Leichen nacheinander im Abstand von vierzig Minuten auf einer Metallpalette zur Einäscherung in den Ofen geschoben.[207] Dieses Vorgehen entspricht vermutlich nicht den tatsächlichen Abläufen, wurde doch von der Herstellerfirma ausdrücklich empfohlen, »von Einzeleinführungen Abstand zu nehmen«, denn damit könne der Brennstoffbedarf, wie man in menschenverachtendem Zynismus formulierte, »auf einen sehr geringen Verbrauch zurückgebracht werden, denn das Verbrennungsgut selbst trägt ja im Wesentlichen durch seine gute Brennbarkeit zu einer Brennstoffersparnis bei.«[208]
Man benötigt also wesentlich mehr Zeit zur Beseitigung der

205 Cramer, 1991, S. 202 f.

206 Johannes Cramer stellte 1991 bei bauarchäologischen Untersuchungen die Hypothese auf, dass zur Reinigung der Gaskammer ein Brausekopf an der Decke gedient habe. Das Wasser sei dann aufgrund eines sorgfältig geplanten Gefälles im Bodenbelag von der Gaskammer in einen 60x60 cm großen Bodeneinlauf im Nebenraum geflossen: »Kalkablagerungen auf den Bodenplatten zeigen noch heute, dass das Wasser einstmals in den Nebenraum ablief.« Siehe Cramer, 1991, S. 200, 203. Sowohl für den Brausekopf als auch den Bodenabfluss fehlen nach heutigen Erkenntnissen jedoch eindeutige Belege. Die Kalkspuren sind erst nach der Tötungszeit 1941 entstanden. Schriftliche Auskunft durch Madeleine Michel, Gedenkstätte Hadamar, 14.01.2022.

207 Gedenkstätte Hadamar: NS-»Euthanasie« in Hadamar - Facebook-Live-Rundgang durch die Gedenkstätte, Angaben der pädagogischen Leiterin Judith Sucher, digitaler Rundgang u. a. auf YouTube, URL: https://www.youtube.com/watch?v=ePWg5wJ7Vlg, letzter Zugriff 11.12.2021.

208 Barbara Schulz: Leichenverbrennungsöfen von Kori für »T4«-Anstalten und Konzentrationslager: Technologie, Genese und Verbreitung. In: Annegret Schüle (Hg.): Die H. Kori GmbH. Eine Berliner Ofenbaufirma und der Nationalsozialistische Massenmord, Berlin/Leipzig 2022, hier S. 120/121.

Leichen als zur Ermordung der Opfer. Die Brenner arbeiten im Zwölf-Stunden-Schichtdienst, häufig auch nachts. »Die Mordzentren verarbeiteten also lebende Menschen in weniger als 24 Stunden zu Asche.«[209]

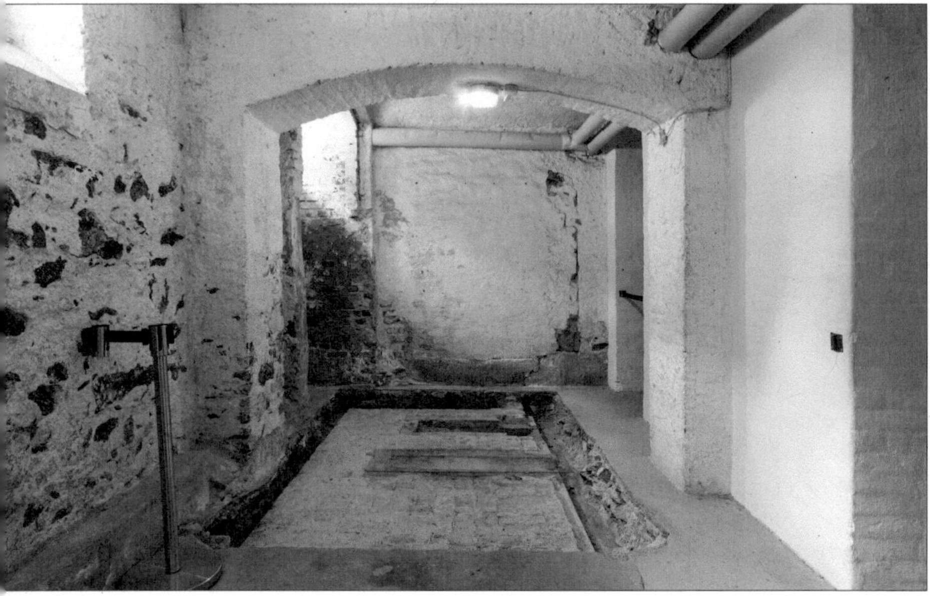

Abb. 21: Fundament eines der beiden Krematoriumsöfen (Grundfläche 3,30x1,80 m) im ehemaligen Verbrennungsraum. (Foto: Gedenkstätte Hadamar)

Da die Öfen eine Bauhöhe von 240 Zentimetern hatten, musste der Kellerboden in diesem Bereich vierzig Zentimeter tief abgegraben werden. Die Öfen sind vor Ort 1941/1942 zerstört worden. Als Bauarchäologen aus Berlin im Jahr 2012 den Estrich im Hadamarer Keller freilegen, wird in gut zwanzig Zentimetern Tiefe der aus Backsteinen gemauerte Ofensockel sichtbar, auf dem der koksbefeuerte Ofen der Firma Kori (Berlin) errichtet worden war.[210]

209 Friedlander, 1997, S. 171.

210 Christoph Schneider, Arbeitskreis Zwangssterilisation und »Euthanasie«, Frankfurt a.M., Beitrag zu den Maurerarbeiten in Hadamar. URL: https://vernunft-und-schwaeche.copyriot.com/maurerarbeit

Die seitlichen Vertiefungen markieren die beiden Aschesammelgruben zur getrennten Entnahme des Leichenbrands (vorne) und der Koksschlacke (hinten) über eine dreißig Zentimeter tiefer gelegene seitliche Arbeitsebene.[211]

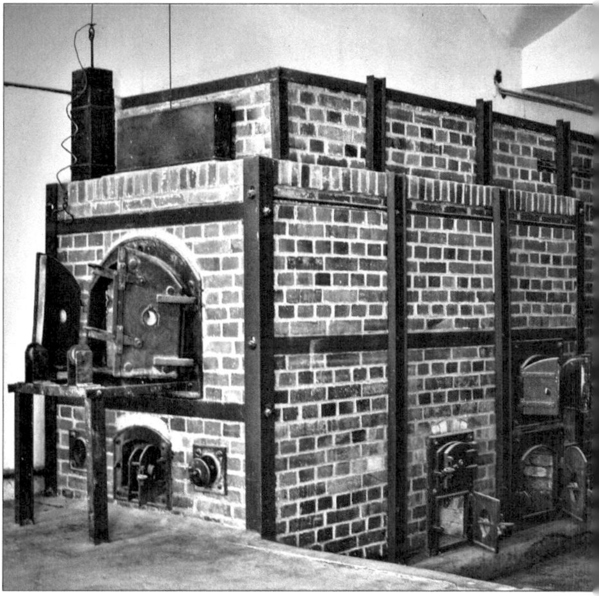

Abb. 22: Krematoriumsofen der Berliner Firma »H. Kori GmbH« [212] *(Maße: Länge 3,0 m, Breite 1,70 m, Höhe 2,40 m)*[213] *Der abgebildete Ofen aus der Gedenkstätte Dachau ist baugleich mit dem Leichenverbrennungsofen in der Gasmordanstalt Hadamar und entspricht der jüngeren Baureiher stationärer Verbrennungsöfen der Firma Kori, die 1940 erstmals in der Tötungsanstalt Hartheim/Linz eingebaut wurden. (Foto: Axel Drieschner, 2007, Büro für Zeitgeschichte und Denkmalpflege, Berlin)*

211 Ebd.

212 Die Firma rüstete vier der sechs Tötungsanstalten der »Aktion T4« – Bernburg, Hadamar, Sonnenstein/Pirna und Hartheim – mit Verbrennungsöfen aus. Kori baute Öfen für die Konzentrationslager Vught, Neuengamme, Ravensbrück, Stutthof, Bergen-Belsen, Sachsenhausen, Mittelbau-Dora, Groß-Rosen, Majdanek, Flossenbürg, Hersbruck, Natzweiler-Struthof, Dachau, Mauthausen, Melk, Ebensee, Blechhammer und Trzebinia. Siehe: Kneist, Siegrid: Leichenverbrennung in KZs. Schöneberger Firma baute Krematoriumsöfen, Der Tagesspiegel, 27.09.2019, URL: https://www.tagesspiegel.de/berlin/leichenverbrennungen-in-kzs-schoeneberger-firma-baute-krematoriumsoefen/25055378.html

213 Barbara Schulz: Leichenverbrennungsöfen von Kori für »T4«-Anstalten und Konzentrationslager: Technologie, Genese und Verbreitung. In: Annegret Schüle (Hg.): Die H. Kori GmbH. Eine Berliner Ofenbaufirma und der Nationalsozialistische Massenmord, Berlin/Leipzig 2022, hier S. 120/121.

Leichenverbrennung wie Müll – Leichenverbrennungsöfen der Firma H. Kori

Stationäre – ortsfeste – Krematoriumsöfen wurden nur in den Tötungsanstalten Hartheim, Bernburg, Pirna-Sonnenstein, Hadamar und im KZ Mauthausen in bestehende feste Gebäude eingebaut. Üblich war der Betrieb in eigens für diesen Zweck errichteten frei stehenden Krematoriumsbauten. Der Aufbau in einem Keller bot besondere Schwierigkeiten., daher wurde er durch Fachpersonal von Kori überwacht, das von der »T4«-Organisation zur besonderen Verschwiegenheit verpflichtet worden war.[214] Im Gegensatz zu den transportablen[215] Verbrennungsöfen mit Eisenmantel[216] waren die stationären Öfen aus einfachem Ziegelstein mit einem außenliegenden Klinker als Vormauerstein aufgebaut. Zudem waren die Umfassungsmauern in ein »kräftiges Verankerungsgerippe« aus Metall eingespannt.[217] Die vor dem Ofen befindliche rechteckige Stahlkonstruktion mit Laufrollen, die fest mit dem Ofen verbunden war, wurde als »Rollenbock« bezeichnet. Die Leichname der ermordeten Opfer wurden von den »Desinfektoren« (»T4«-Bezeichnung) auf eine zwei Meter lange muldenförmige Ablage aus Stahlblech gelegt, die seitlich an zwei 3,60 m langen Stahlrohren befestigt war. Die Grifflänge von 1,60 m diente als Hebelarm. Mit Hilfe dieser Bahre haben die »Brenner« jeden einzelnen Leichnam der mehr als 10.000 kurz zuvor ermordeten Opfer vorsichtig *»möglichst ohne Berührung des empfindlichen Schamotte-Rosts in den Ofen eingehebelt«.*[218] Der rechteckige Kasten oberhalb der vorderen Ofentür hatte die Funktion eines Abstreifschiebers. Er bestand aus einem großen Schild aus

214 Ebd. S. 118.

215 Auf einem LKW-Anhänger transportabel.

216 Wegen der enormen Hitzeentwicklung nur außerhalb von Gebäuden »nutzbar«.

217 Ebd. S. 116.

218 Barbara Schulz/ Axel Drieschner: Spuren der Vernichtung. Archäologie und Bauforschung am Schutthang und im ehemaligen Krematorium der »Euthanasie«-Anstalt Pirna-Sonnenstein. In: »Zur Erinnerung an ein Menschheitsverbrechen«. Beiträge zur Gesichte des Sonnensteins und der Sächsischen Schweiz, Heft 8/2010, Herausgeber: Kuratorium Gedenkstätte Sonnenstein e.V., Dresden 2010, S. 103–135, hier: S. 116.

Schamottestein mit Metallrahmen, das nach dem Einführen der Leichen mittels eines Seilzuges herabgelassen wurde, so dass die Bahre, für die eine Aussparung bestand, herausgezogen werden konnte.[219] Die beiden seitlichen hinteren gusseisernen Ofentüren gehörten zum Koksgenerator, in die obere Öffnung wurde das Brennmaterial einbracht, über die untere die Asche entnommen. Von den davor gelegenen kleineren Öffnungen diente die untere der Entnahme des Leichenbrands. Die obere war vermutlich zum Reinigen des dortigen Rostes bestimmt.[220]

Fabrikmäßige Leichenbeseitigung wie Müll durch drastisch vereinfachte Bauweise

Der Befehl zum Krankenmord im Oktober 1939 autorisierte die Organisatoren, die komplette Vernichtungstechnologie einschließlich der Leichenverbrennung zu planen und durchzuführen.[221] Hierbei waren Leichenverbrennungsöfen, transportabel oder stationär, »Schlüsselkomponenten«[222] der praktizierten Massenmordstrategie der »T4« und der SS. Die Leichenverbrennungsöfen der Firma Kori lieferten in Funktion und Aufbau die Voraussetzungen zur »fabrikmäßigen Leichenbeseitigung«.[223] Ohne den *»Sachverstand einer Fachfirma wie Kori«* wäre der *»fabrikmäßige Massenmord«* zehntausender Menschen im dicht besiedelten Deutschen Reich unmöglich durchführbar gewesen.[224] Die von Kori entwickelten und produzierten Öfen waren durch ihre drastisch vereinfachte Bauweise in der Lage, unter Missachtung der 1934 präzisierten Feuerbestattungsordnung und unter Aufgabe jeglicher Form von Pietät, mehrere Leichname simultan in relativ kurzer Zeit bei relativ geringem Energieaufwand in Asche zu verwandeln. *»Die Bauteile der Leichenverbrennungsöfen wurden nahezu komplett dem Repertoire der*

---

219 Ebd., S. 116.

220 Schulz, Leichenverbrennungsöfen von Kori, 2022, S. 103–166.

221 Ebd., S. 104.

222 Ebd. S. 103.

223 Axel Drieschner: Von der Abfallbeseitigung zur Feuerbestattung: Heinrich Koris verbrennungstechnisches Programm. In: Annegret Schüle (Hg.): Die H. Kori GmbH. Eine Berliner Ofenbaufirma und der Nationalsozialistische Massenmord, Berlin/Leipzig 2022, S. 65–101, hier: S. 92.

224 Schulz, Leichenverbrennungsöfen von Kori, 2022, S. 103.

Kori'schen Müllverbrennungsöfen entnommen.«[225] Sämtliche gusseisernen Türen – produziert von einer Zulieferfirma – wurden baugleich auch in den anderen Ofentypen eingebaut. Der Schamotterost wurde horizontal und nicht mehr schräg ausgerichtet. Um mehr Leichen auf einmal verbrennen zu könne, wurde der Rost der Leichenverbrennungskammer von 66 auf 79 cm verbreitert[226] und um 75 cm verlängert, und zwar durch den bündigen Anschluss an die Einführungstür um 45 cm nach vorne und durch den Anschluss an die Koksbefeuerung um 30 cm nach hinten. Eine Abtrennung der Verbrennungskammer zum Koksgenerator (Koksbefeuerung) bestand damit nicht mehr.[227] Die Flammen gelangten jetzt dichter an die Leichname und beschleunigten den Verbrennungsprozess. Weiterhin nahm man in Kauf, dass nicht verbrannte Leichenteile beim Einführen des folgenden Leichnams nach hinten geschoben wurden und in den Aschekasten des Koksgenerators gelangten.[228] Eine Vermischung der Asche mehrerer Leichname und mit dem Brennmaterial wurde bedeutungslos.[229] Auf die Nachverbrennung der Abluft, die für die Einäscherung auf Friedhöfen zwingend vorgeschrieben war, wurde verzichtet. Das verräterische Fanal der schwarzen stinkenden Rauchfahne wurde hingenommen. Es kam also zu einer *»weitgehenden Angleichung«* der Bauweise der Leichenverbrennungsöfen an die Technologie der Müllverbrennung.[230]

Massenverbrennungen Voraussetzung für den Massenmord
In der Gasmordanstalt Hadamar wurden nach Angaben der Hartheim Statistik[231] vom 13. Januar 1941 bis 01. September 1941 insgesamt 10.072 Menschen ermordet und umgehend verbrannt. Nach

225 Ebd., S. 127.
226 Ebd., S. 120.
227 Ebd., S. 122.
228 Ebd.
229 »Hierbei wurde in Kauf genommen, dass menschliche Überreste, die nicht durch den Schamotterost in die darunter befindliche Aschesammelkammer gefallen waren, beim Einschieben des nächsten Leichnams ins Koksfeuer gestoßen wurden.« Schulz, Leichenverbrennungsöfen von Kori, 2022, S. 122.
230 Ebd., S. 123.
231 Ernst Klee (Hg.): Dokumente zur »Euthanasie«, Frankfurt a.M. 1997, S. 232/233.

dieser »T4« internen Statistik wurden allein im Mai 1941 – im Todesmonat von Oskar Pohlmann – 2062 Menschen[232] ermordet: d.h. täglich wurden (incl. der Feiertage und Wochenenden) durchschnittlich 67 Menschen in die Gaskammer geführt und anschließend in den beiden Kori Öfen verbrannt. Ohne die für das pervertierte Ziel der skrupellosen Massenvernichtung konstruierten Öfen wäre ein Massenmord in diesem Umfang unmöglich realisierbar gewesen. Allein die (fast) rückstandlose anonymisierte Beseitigung der Ermordeten – bis auf ca. 3 kg Asche – durch Verbrennung bot die Möglichkeit die Lüge der angeblichen Seuchengefahr als Begründung für die Einäscherung aufrechtzuerhalten, die ohnehin brüchige Geheimhaltung einigermaßen abzusichern, Todesdaten und Todesursachen beliebig zu fälschen und das komplexe System der infamen Täuschung der Angehörigen zu gewährleisten. Massengräber oder ein Massentransport von Särgen hätte jede Geheimhaltung ad absurdum geführt. Ethische oder moralische Schranken gab es für die »T4«- und SS-Täter nicht. Die Herstellerfirma war unmittelbar in den Mordprozess involviert, wurde doch von Kori ausdrücklich empfohlen *»von Einzeleinführungen Abstand zu nehmen«*, denn damit könne der Brennstoffbedarf, wie man in menschenverachtendem Zynismus formulierte, *»auf einen sehr geringen Verbrauch zurückgebracht werden, denn das Verbrennungsgut selbst trägt ja im Wesentlichen durch seine gute Brennbarkeit zu einer Brennstoffersparnis bei.«*[233]

Bevor es zur Einäscherung kommt, plündern die Mitarbeiter die Leichen, um das Mordprogramm ertragreicher zu machen. Den Leichen mit dem Kreuz auf dem Rücken werden von den Brennern die Goldzähne ausgebrochen. Das Zahngold wird für jeden Transport getrennt nach Brücken und Zähnen registriert, in Formalin konserviert, in Abständen per Kurier in die »T4-Zentrale« nach Berlin gebracht, um anschließend zur Bereicherung des Staatsschatzes des Deutschen Reiches von der Degussa zu Feingold verarbeitet zu werden. Die Gehirne der »wissenschaftlich wichtigen Fälle« werden im nebenan liegenden Sektionsraum entnommen.

232 Ebd., S. 233.
233 Zitiert nach Ebd., S. 121/122.

Kranke, die besonders interessant erscheinen, erhalten schon bei der Registrierung ein rotes Kreuz auf dem Rücken.[234] Die Gehirne verarbeiten das Kaiser-Wilhelm-Institut für Gehirnforschung in Berlin und das Kaiser-Wilhelm-Institut für Psychiatrie in München (beide heute Max-Planck-Institute). Skrupellos nutzen die Wissenschaftler die Gehirne der anonym Ermordeten auch nach 1945 für ihre internationale wissenschaftliche Reputation.

»... Jeder in Hadamar sprach darüber ...«

Das tägliche Morden blieb in der idyllischen Kleinstadt mit seinen vielen Fachwerkhäusern nahe dem hessischen Limburg nicht verborgen. Die schwarze Rauchfahne über der Anstalt auf einer Anhöhe am Stadtrand war unübersehbar. Wie haben Einwohner von Hadamar und Umgebung die Massenmorde wahrgenommen? Was hat man gewusst? Wie ist man mit dem schrecklichen Wissen umgegangen?

Am 10.12.2017 berichtete der Deutschlandfunk in seiner Reportage »NS-Mordanstalt Hadamar Was war das?« anhand der Stimmen von Zeitzeugen.[235]

Selbst Kinder wussten um die besondere Bewandtnis der Anstalt. Die »Grauen Busse« bezeichnen sie als »Mordkisten« und bedrohen sich gegenseitig: *»Du kommst in den Backofen von Hadamar.«*

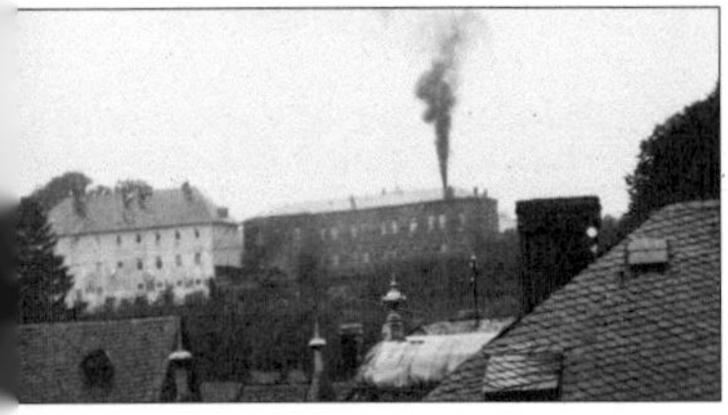

Abb. 23: Schwarze Rauchsäule über der Anstalt Hadamar. Die Abgasschächte beider Öfen sind an einen einzigen quadratischen Kaminabzug mit einer Seitenlänge von 140 cm angeschlossen. Wie die historischen Fotos beweisen, überragt er das flach geneigte Dach des Tötungstrakts (Ostflügel) nur geringfügig und soll von der Stadt aus nicht gesehen werden. (Foto: Gedenkstätte Hadamar)

---

234 Hoffmann, Ute/ Schulze, Dietmar: »... wird heute in eine andere Anstalt verlegt«. Nationalsozialistische Zwangssterilisation und »Euthanasie« in der Landes-Heil- und Pflegeanstalt Bernburg – eine Dokumentation, Dessau 1997, S. 134.

235 Fittkau, Ludger/ Häring, Ellen: NS-Mordanstalt Hadamar. War da was? Die Reportage, Deutschlandfunk Kultur, Beitrag vom 10.12.2017. Onlinezugriff unter: https://www.deutschlandfunkkultur.de/ns-mordanstalt-hadamar-war-da-was.1076.de.html?dram:article_id=402312

Zeitzeuge B.W. aus Hadamar

»Ich bin Jahrgang 1934 und kann mich noch erinnern, dass diese grauen Busse die Patienten nach Hadamar in das psychiatrische Krankenhaus und in diese Anstalt geliefert haben. Und ich kann mich auch erinnern, als ich am Sportplatz in Niederhadamar Fußball gespielt habe, dass ich von dort aus, das ist in der Nähe, die rauchenden Schornsteine gesehen habe. Und jeder in Hadamar sprach darüber, dass in diesem Haus, in dieser Anstalt Menschen, Patienten, vergast, verbrannt werden.«

»Das wusste man hier, das war in Hadamar bekannt, aber es hatten viele Angst, darüber zu reden. Man hatte Angst, man kommt selbst dort hin und wird vergast und verbrannt.«

»Die Leute in Oberzeilsheim haben gesagt, jetzt raucht es wieder. Es sind Leute, die verbrannt werden. Behinderte, geistig Behinderte und so weiter. Das ist erst im Nachhinein so richtig bekannt geworden. Wie das gewesen ist. In dem Zeitraum hat ja keiner Courage gehabt, wie das eben in der Zeit war. Schlecht. Aber wir sind Gott sei Dank davon weg. Aber was passiert ist, ist passiert.«[236]

»Henkersdienst« – »Ich stand am Hebel« (Hans Bodo Gorgaß)[237]

Das Gasventil, das auf Hitlers Anordnung nur von Ärzten bedient werden durfte, ist im Mai 1941 entweder von dem 30 Jahre alten ersten Vergasungsarzt Dr. Ernst Baumhard oder von seinem Stellvertreter, dem 28-jährigen Dr. Günther Hennecke betätigt worden, die von Januar bis Juni 1941 die Funktion des Anstaltsdirektors bzw. seines Stellvertreters inne hatten.
Als einziger Hadamarer Vergasungsarzt hat Hans-Bodo Gorgaß

236 Zitiert nach Fittkau/ Häring, DLF, 2017.

237 Aussage Gorgaß, im Frankfurter Hadamar-Prozess 1947. Gorgaß war bereits im Juli 1933 der SA beigetreten und dort als Sanitätsobersturmführer tätig. Am 1. Mai 1937 trat er in die NSDAP ein. Studium der Medizin von 1929 bis 1935, keine Promotion. Siehe: https://de.wikipedia.org/wiki/Hans_Bodo_Gorgaß Letzter Zugriff: 11.05.2021.

den Krieg überlebt. Für Gorgaß ist der Massenmord dutzender Menschen in der Gaskammer ein technischer Vorgang: (Gorgaß im Hadamar-Prozess 1947)

> *»Mir oblag lediglich die Durchführung der Tötung. [ ] Die meisten Kranken gingen da friedlich hinein. Ich stand am Hebel. [ ] Nach 5–10 Minuten waren sie tot. [ ] Ich bin der Überzeugung, dass dieses [gemeint ist das Leben von Geisteskranken] im wahrsten Sinne ein unwertes Leben, für die Kranken selbst eine schwere Last darstellt. Dass die Erlösung von diesem Leiden eine Gnade bedeutet.«*[238]

Alle Mitarbeiter des Mordzentrums, die »T4-Ärzte« Gorgaß, Baumhard und Hennecke, Schwestern, Pfleger und Verwaltungspersonal geben sich Mühe die Menschen, die sie zu »Lebensunwerten« abgestempelt hatten,

> *»[ ] als das erscheinen zu lassen, als was man sie gern sehen will: als nutzlose Esser, die sowieso keine Umwelt mehr wahrnehmen können, und für die der Tod eine Erlösung gewesen sei. Dabei sind viele unter den Opfern, die schon auf den ersten Blick das Bild eines billigen Mitleids stören: die Kinder, die alten Menschen und die selbst nach laienhafter Beurteilung durchaus Zurechnungsfähigen, die noch durch die Tür der Gaskammer schreien: »Ihr Mörder! Ihr werdet es bereuen!«*[239]

Gibt es Zurückstellungen vor der Gaskammer? Die finale ärztliche Selektion:

20 Zurückstellungen von geschätzt mindestens 1.000 Ermordeten (Hans-Bodo Gorgaß)

> *»Ich habe im Laufe meine Tätigkeit, die sich über etwa 2 Monate erstreckte, etwa 20 Zurückstellungen vorgenommen. Hierbei han-*

238 Aussage Gorgaß im Hadamar-Prozess 1947. Zitiert aus Gedenkstätte Hadamar: Materialien für den eigenständigen Rundgang, Station 2b (07.04.2020).

239 Hoffmann/ Schulze, 1997, S. 67.

delte es sich um ehemalige Kriegsteilnehmer aus dem ersten Weltkrieg, Kranke, bei denen Unklarheit hinsichtlich ihrer Staatsangehörigkeit bestand - weil Ausländer nicht getötet werden durften - und dann entsinne ich mich eines Falles, in welchem ich mich weigerte, eine hochschwangere Frau zu töten. Das Urteil der Strafkammer in Frankfurt, durch welche ich zum Tode verurteilt worden bin, geht davon aus, dass ich in mindestens 1.000 Fällen Tötungen vorgenommen habe.«[240]

Die von Gorgaß vor dem Gang in die Gaskammer bewahrte Schwangere wird nicht gerettet, sondern mit einer Injektion in der Landesheilanstalt Eichberg bei Eltville am Rhein ermordet.[241]

Systematische Fälschung amtlicher Dokumente

Erst durch die postmortale Schreibtischarbeit der Bürokraten lässt sich der heimtückische Massenmord verbergen – so hofft man wenigstens. Der Sterbetag von Oskar Pohlmann wird vom Sonderstandesamt auf den 6. Juni 1941 datiert, obwohl der Bodenteicher schon am 21. Mai 1941 vergast worden ist. Um von den Kostenträgern wie Krankenkassen und Wohlfahrtsverbänden mehr Geld einzutreiben, werden die Sterbedaten regelmäßig um Wochen bis Monate später als der eigentliche Mord eingetragen und als Pflegekosten von der Zentralverrechnungsstelle der »T4« in Berlin abgerechnet. Als gefälschte Todesursache wird in Oskar Pohlmanns Totenschein »Mittelohrentzündung« eingetragen.

Wegen der extrem hohen Zahl von mehr als 1.000 Todesfällen pro Monat verfügt jede Gasmordanstalt über ein Sonderstandesamt. Erst durch die strikte Trennung von den jeweiligen städtischen Einrichtungen lässt sich verhindern, dass außenstehende Personen Einblick in die illegale Beurkundung tausender Todesfälle erhalten. Die Sterbeurkunde ist ein amtliches Dokument, die Angabe einer gefälschten Todesursache ist eine Straftat. Um die Straftat der Fälschung zu vertuschen, benutzen alle Täter

---

240 Aussage Dr. Hans Bode Gorgaß im Hadamar-Prozess am 11. Mai 1949, Bl. 245/246.

241 Baader/ Cramer/ Winter, 1991, S. 93.

Tarnnamen.[242] Die Sterbeurkunden werden von einem Standesbeamten mit dem Tarnnamen »Becker« unterschrieben. Allein in Hadamar werden bis zu der überraschenden Unterbrechung der Gasmorde im August 1941 in acht Monaten mehr als 10.000 Kranke ermordet.

»Absteckabteilungen« – morden, täuschen, tarnen

Höchste Priorität hat die Tarnung der Massenmorde. Da Angehörige durch zu viele Todesfälle in einem engen Zeitfenster aus dem gleichen Ort misstrauisch werden können, haben die Täter spezielle »Absteckabteilungen« eingerichtet, in denen »T4«-Mitarbeiter die Heimatorte der Ermordeten auf Karten mit Glasstecknadeln markieren. So können sie auffällige örtliche und zeitliche Häufungen von Todesfällen ermitteln und durch Fälschung der Sterbedaten oder Sterbeorte vermeiden. Um Spuren zu verwischen, werden zusätzlich die Sterbeorte gefälscht. Dazu werden die Akten Ermordeter systematisch zwischen den Sonderstandesämtern verschiedener Tötungsanstalten ausgetauscht. Sterbeurkunde, Trostbrief und Urne für eine in Hadamar ermordete Person werden nicht aus Hadamar verschickt, sondern beispielsweise aus den Tötungsanstalten Bernburg oder Hartheim/Linz, die zuvor die Krankenakten aus Hadamar erhalten haben. Den Angehörigen wird vorgegaukelt, dass ihr Familienmitglied kurz vor dem Ableben ein weiteres Mal in eine andere Anstalt verlegt worden ist und hier gestorben ist. Die Urne ist mit der Asche von Opfern aus Bernburg oder Hartheim gefüllt.

---

242 Dr. Baumhard – Tarnname Dr. Jäger, Günther Hennecke – Tarnname Dr. Ott (?), Hans-Bodo Gorgaß – Tarnname Dr. Kramer.

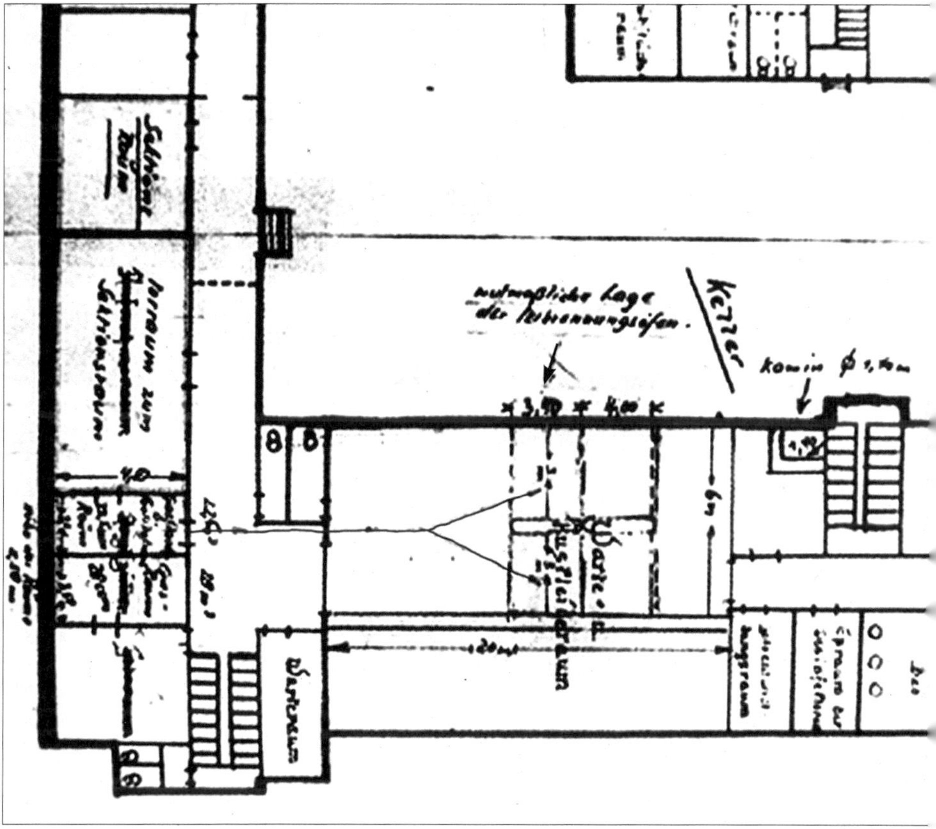

Abb. 24: Grundriss der Tötungsräume im Kellergeschoss. Handzeichnung aus den Prozessakten 1947. Hier wurden mehr als 10.000 Menschen ermordet.

Über die Treppe links erfolgt der Zugang in den Tötungskeller. Vorraum: »Wartebereich« vor der Gaskammer direkt neben der Treppe (Fotoraum durchgestrichen). »Gasraum«: (Breite 2,50 m, Länge 4,80 m, Höhe:2,50m, 28 kubikm.) mit Türen zum Vorraum und »Gasflascheninstallationsraum«/Nebenraum. »Verbrennungsraum«: (L:. 20 m, B. 6m) mit dem Standort der beiden Krematoriumsöfen. An der Außenwand zum Innenhof der neu gemauerte Kamin (Durchm. 1,40m). Die schwach gezeichneten Pfeillinien zeigen den »Transportweg« der Ermordeten aus dem Gasflaschenraum über den Flur zu den Krematoriumsöfen.

Noch mehrere Jahre nach Ende der Massenmorde sind die Täter in der Lage, den Grundriss des Tötungskellers mit exakten Maßen aus dem Gedächtnis nachzuzeichnen. (Abb. HHSTAW, Abt. 461, Nr.32061, Bd.2, Hessisches Hauptstaatsarchiv Wiesbaden)

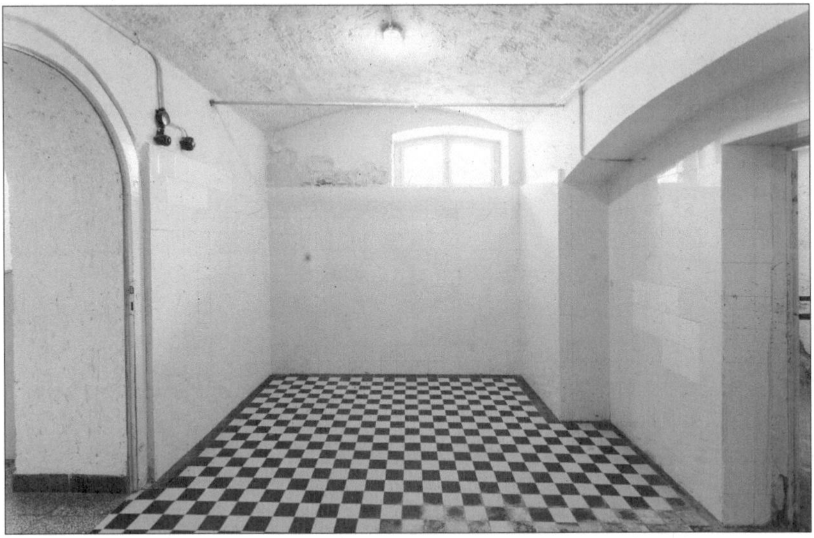

Abb. 25: Gaskammer Hadamar (Foto: Gedenkstätte Hadamar, Valentin Pfleger)

In den Raum mit einer Fläche von etwa zwölf Quadratmetern (2,50 x 4,03 m) werden dreißig bis fünfzig TodeskandidatInnen hineingeführt und mit Kohlemonoxid erstickt.
Die bauarchäologischen Untersuchungen von Prof. Dr. Johannes Cramer im Jahr 1990 haben trotz der Rückbaumaßnahmen im Sommer 1942 eindeutige Belege aus der Zeit der Gasmorde aufgedeckt.[243] Die technischen Anlagen wurden restlos demontiert. Darüber hinaus setzten Handwerker und Techniker alles daran, *»jegliche Erinnerung an die »Euthanasie«-Morde zu tilgen.«*[244] *»Rohre und Schienen werden herausgerissen, Halterungen abgesägt, Durchbrüche vermauert und Türen verändert. Kein Zeugnis der Vergangenheit sollte erhalten bleiben.«*[245] Die Vernichtung von mehr als

243 Cramer, 1991, S.199-215.
244 Ebd., S.199.
245 Ebd., S.189.

10.000 Menschen sollte vergessen werden. Das Vergessen machen der Vernichtung gehört zum Vernichtungsprozess.[246] Die Kellerräume bleiben nach dem Rückbau 1942 jahrelang unverändert. So wird es Fachleuten möglich, aus den geringen verbliebenen Spuren einen großen Teil der Einrichtungen aus der Zeit der Gasmorde zu rekonstruieren. Ausbesserungen im Putz, Rauigkeiten im Wandanstrich, im Fliesenspiegel an Wänden und Boden, an den Türrahmen sowie Reste von Haken und Dübeln haben unübersehbare Hinweise der Vernichtungspraktik aufgedeckt.

Die Konstruktion der Gaskammer als Mordinstrument ist eine technisch relativ einfache, aber höchst effektive Anlage. Die Gaskammer ist ein komplett geschlossener Raum, das Fenster war zugemauert. Sie kann nur über einen zum Flur offenen Vorraum betreten werden. Durch die Tür auf der linken Bildseite werden die Opfer vom Vorraum in die Gaskammer geführt. Die Wandöffnung rechts im Bild führt in den Nebenraum, in dem die Batterie der Gasflaschen und die Armaturen mit dem Gashebel untergebracht sind. Beide Durchgänge in die Gaskammer sind durch eingebaute gasdichte Luftschutztüren hermetisch verschließbar.

Die Fliesen sind überwiegend im Original von 1940 erhalten geblieben. Reste der Wandhaken in den Fliesenfugen auf allen vier Wänden markieren den Verlauf der Gasleitung.

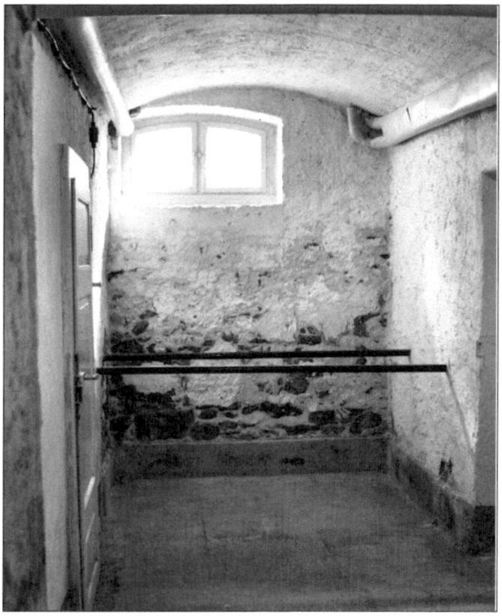

Abb. 26: »Nebenraum« der Gaskammer mit den Haltestangen für die Gasflaschen. An der linken Wand waren die Armaturen der Vergasungsanlage angebracht. Hier stand der Tötungsarzt und legte den Gashebel um. Vermutlich konnte er durch ein Sichtfenster den Sterbevorgang der Opfer „beobachten". (Foto: HLZ)

246 In Anlehnung an Jean Baudrillard (1929–2007), franz. Philosoph, 1988: »Das Vergessen der Vernichtung ist Teil der Vernichtung selbst.«

Der Raum neben der Gaskammer war ein zentraler Funktionsraum. Hier waren die Armaturen der Vergasungsanlage sowie eine Ventilationsanlage eingebaut. Mehrere bauarchäologische Untersuchungen seit 1990 kamen zu teils widersprüchlichen Ergebnissen. So ist beispielsweise umstritten, ob und wo es ein Sichtfenster in die Gaskammer gab, von dem aus der Vergasungsarzt das qualvolle Sterben beobachten konnte. Die Holztür links ist bei einem späteren Rückbau als Ersatz für die luftdichte Sicherheitstür eingesetzt worden. Das hellgraue, quadratische Feld im Estrich in Höhe der Tür zeigt die Position eines 60 x 60 Zentimeter großen Sickerschachtes, dessen Nutzung jedoch nicht mehr eindeutig rekonstruiert werden kann. Möglicherweise konnte hier das zur Reinigung der Gaskammer benutzte Wasser abfließen. Der Boden der Gaskammer hat zum Nebenraum ein Gefälle von zwei Grad. Durch die Tür auf der linken Seite wurden die Leichname der Getöteten zunächst in den Nebenraum geschleppt. Markierte Tote wurden anschließend durch die rechte Tür in den Raum vor den Sektionsräumen gezerrt. Alle anderen Opfer wurden direkt über den Flur in den »Verbrennungsraum« geschleift.

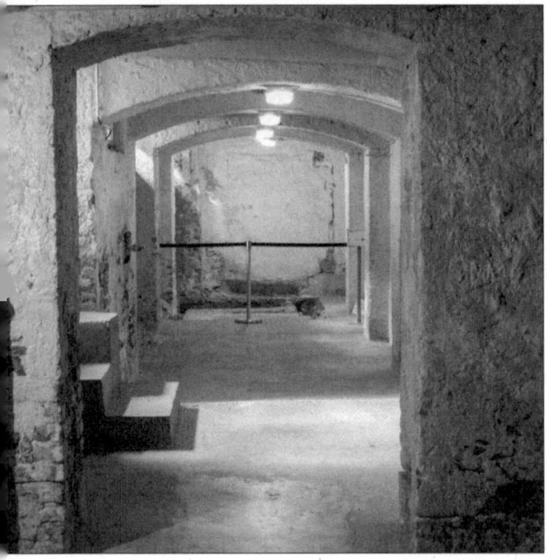

Abb. 27: »Tötungskeller«: Blick vom Nebenraum in den Krematoriumsraum auf das frei gelegte Fundament eines der beiden Einäscherungsöfen. (Foto: HLZ)

Die Angehörigen werden systematisch belogen

Mit enormem bürokratischen Aufwand muss der strategisch geplante Mord von Oskar Pohlmann verschleiert werden. Die Angehörigen werden nach einem ausgeklügelten Plan informiert, um sie nicht durch eine plötzliche Todesnachricht hellhörig zu machen. Auch wenn die Dokumente nicht mehr erhalten sind, lässt sich die

Verschleierung der Krankentötungen aus dem stets gleichförmigen vieltausendfachen Ablauf auch für Oskar Pohlmann nachzeichnen. Die Deportation in die Zwischenanstalt Herborn am 22. April 1941 wird der Familie Pohlmann in Bodenteich nicht vom Anstaltsleiter in Lüneburg mitgeteilt, sondern erst durch den Herborner Anstaltsdirektor Dr. Schiese, der in einem Brief mitteilt, dass die Verlegung in die Anstalt Herborn auf »*Anordnung des zuständigen Herrn Reichsverteidigungskommissar*« erfolgt sei. Der Familie will man den Eindruck einer Verlegung aus kriegswichtigem Grund vortäuschen. Die Gauleiter als Reichsverteidigungskommissare haben in dieser Funktion nichts mit den von der »T4-Zentrale« organisierten Verlegungen zu tun. Vier Wochen später informiert Anstaltsdirektor Schiese die Familie Pohlmann in Bodenteich mit folgendem Brief über eine Weiterverlegung in eine andere angeblich nicht namentlich bekannte Anstalt, gemeint ist aber Hadamar:

> *»Auf Grund eines Erlasses des zuständigen Herrn Reichsverteidigungskommissars wurde Oskar Pohlmann, geboren am 28.10.1903, am 21.05.1941 durch die gemeinnützige Krankentransport G.m.b.H. Berlin [...] in eine andere Anstalt verlegt, deren Name und Anschrift mir nicht bekannt ist. Die aufnehmende Anstalt wird Ihnen eine entsprechende Mitteilung zugehen lassen. Ich bitte Sie, bis zum Eingang dieser Mitteilung von weiteren Anfragen abzusehen. Sollten Sie jedoch innerhalb von vierzehn Tagen von der aufnehmenden Anstalt keine Mitteilung erhalten haben, so empfehle ich Ihnen, sich bei der Gemeinnützigen Kranken- Transport- G.m.b.H. [...] zu erkundigen.«*[247]

Wie angekündigt, wird Familie Pohlmann von der »Landesheilanstalt« Hadamar über die Verlegung in die Tötungsanstalt auf einem Vordruck benachrichtigt. Diese Benachrichtigung erfolgt aber vermutlich erst Ende Mai, also einige Tage nach Vergasung und Einäscherung und enthält die Mitteilung, dass

247 Lilienthal, Georg: Gaskammer und Überdosis. Die Landesheilanstalt Hadamar als Mordzentrum (1941-1945). In: Uta George/ Georg Lilienthal/ Volker Roelcke/ Peter Sandner/ Christina Vanja (Hrsg.): Hadamar. Heilstätte – Tötungsanstalt – Therapiezentrum, Marburg 2006, S.156-175, S.162.

»Oskar Pohlmann aufgrund ministerieller Anordnung gemäß Weisung des Herrn Reichsverteidigungskommissars in unsere Anstalt verlegt wurde und gut hier angekommen ist. Besuche können zurzeit aus mit der Reichsverteidigung zusammenhängenden Gründen nicht zugelassen und aus gleichem Grunde telefonische Auskünfte nicht erteilt werden. Etwaige Veränderungen hinsichtlich des Befindens des Patienten Oskar Pohlmann werden alsbald mitgeteilt.«[248]

Die im letzten Satz angedeutete »etwaige Veränderung« im Befinden ist eine verklausulierte Ankündigung der baldigen Todesnachricht. Und es dauert nur etwa eine Woche bis der nächste Brief aus Hadamar in Bodenteich eingetroffen sein wird.

»Im Nachgang zu unserem Schreiben vom [...] müssen wir Ihnen zu unserem Bedauern mitteilen, dass Ihr Sohn Oskar Pohlmann am 06.Juni 1941 unerwartet an Mittelohrentzündung verstorben ist.« Die »zuständige Ortspolizeibehörde « habe um den »Ausbruch und die Übertragung ansteckender Krankheiten zu vermeiden, [...] gemäß §22 der Verordnung zur Bekämpfung übertragbarer Krankheiten die sofortige Einäscherung der Leiche [...] verfügt. Einer Einwilligung der Angehörigen [...] bedarf es in diesem Fall nicht.«

Zum vermeintlichen Trost folgt der Hinweis *«Bei der geistigen unheilbaren Erkrankung ist der Tod eine Erlösung für Ihn.«*[249]

Die Briefe werden »T4« intern »Trostbriefe« genannt. Sie werden individuell von so genannten »Trostbriefschreiberinnen« nach Vorlage verfasst. Abschließend wird in dem Schreiben darauf hingewiesen, dass die Urne kostenlos auf einen von der Familie bezeichneten Friedhof versendet werden könne. Unterzeichnet ist der Brief mit den Tarnnamen der Ärzte Dr. Fleck für Günther Hennecke oder Dr. Moos für Ernst Baumhard.[250]
Alle entscheidenden Angaben in diesen Mitteilungen sind gefälscht. Oskar Pohlmann wurde am 21. Mai 1941 nach Hadamar verlegt und

248 Lilienthal, 2006, S.162 f.
249 Ebd.
250 Ebd. S.163.

noch am gleichen Tag in der Gaskammer ermordet. Das angegebene Todesdatum 06. Juni 1941 ist gefälscht, um für die »T4-Organisation« zusätzliche Pflegetage abrechnen zu können. Gefälscht ist ebenso die Todesursache »Mittelohrentzündung«, Todesursache ist der Erstickungstod in der Gaskammer durch Kohlenmonoxid. Die Verbrennung des Leichnams erfolgt nicht auf seuchenpolizeiliche Anordnung der Ortspolizei, sondern um die Spuren des heimtückischen Verbrechens zu verschleiern.
Als Datum der Einäscherung wird generell der Tag nach dem gefälschten Todesdatum eingetragen. Im Fall von Oskar Pohlmann wird der 7. Juni 1941 als Tag der Einäscherung eingetragen. Als Ort der Einäscherung wird in den amtlichen Dokumenten für die Friedhofsverwaltungen – auch für die Friedhofsverwaltung Bodenteich - »Krematorium II in Wiesbaden« angegeben. Auch diese Angabe ist eine Lüge. Kein Leichnam ist 1941 zur Verbrennung von Hadamar siebzig Kilometer weit nach Wiesbaden transportiert worden. Alle Ermordeten sind in Hadamar in den Krematoriumsöfen verbrannt worden. In der Regel werden zwei bis drei Leichname gemeinsam verbrannt, so dass die Asche in den Urnen nie die sterblichen Überreste nur einer einzigen Person enthält.
Auch die Familie Pohlmann wird 1941 durch die ausgeklügelte Verschleierungstaktik des »T4«-Mordprogramms systematisch getäuscht worden sein. Den Trostbrief wird die Familie Pohlmann vermutlich etwa im Juni 1941 erhalten haben. Beigefügt sind zwei Sterbeurkunden vom Sonderstandesamt Hadamar-Mönchberg, die der Kirchengemeinde Bodenteich als Dokumente vorgelegt werden. Die gefälschten Angaben in der Sterbeurkunde, einem amtlichen Dokument, sind mit den Angaben im »Trostbrief« identisch. Die Urne soll in zwei Wochen zugestellt werden, wenn die Angehörigen dies wünschen. Um die Straftat der Fälschung amtlicher Dokumente zu vertuschen, benutzen alle Täter Tarnnamen.

Beisetzung der Urne in Bodenteich »Ich weiß, dass mein Erlöser lebt«

Die Beisetzung der Urne von Oskar Pohlmann erfolgt auf dem Friedhof Bodenteich am 30. Juni 1941. Mutter Bertha Pohlmann hat in einer Traueranzeige in der Allgemeinen Zeitung vom 28.

Juni 1941 »*alle Freunde und Bekannte*« benachrichtigt, dass »*die Beisetzung der Urne meines lieben Sohnes*« am 30. Juni 1941 auf dem Friedhof Bodenteich stattfindet. Ihre Worte lassen ihr mütterliches Mitgefühl spüren. Weitere Angehörige wie Schwester Alma und Schwager Alfried Kaiser werden nicht erwähnt. Auch Hans Pohlmann, der ältere Bruder von Oskar Pohlmann wird nicht genannt. Hans Pohlmann ist seit Anfang Dezember 1940 Patient der Lüneburger Anstalt. Die Namen der engsten Verwandten nicht anzugeben, ist ungewöhnlich und lässt daran denken, dass Mutter Bertha das Schicksal Ihrer beiden erkrankten Söhne lieber geheim halten wollte. Die Mutter scheint mit ihrer Trauer allein zu stehen. Auch der Name der Anstalt Hadamar als Sterbeort des langjährigen Lüneburger Patienten Oskar Pohlmann wird nicht erwähnt.
Als Bibeltext hat Pastor Schünemann aus Nettelkamp bei der Bestattung über einen bekannten Vers aus dem Alten Testament gesprochen »*Ich weiß, dass mein Erlöser lebt und als der Letzte wird er sich über den Staub erheben.*«[251] Es sind nicht nur Worte des Trostes aus dem Mund von Hiob, einem Mann dessen Leben von schweren persönlichen Schicksalsschlägen gezeichnet ist. Es ist bemerkenswert, dass Pastor Schünemann einen Bibeltext aus dem Alten Testament, dem Buch Hiob, einer Erzählung mit Jahrtausende alter jüdischer Tradition ausgewählt hat. Schon diese Textauswahl ist ein bewusster Widerspruch gegen das Heidentum der Nazis, haben doch die »Deutschen Christen« alles daran gesetzt die Bibel zu »entjuden« und den Juden Jesus kurzerhand zu einem Arier gemacht! Der gottesfürchtige Hiob verliert in einer Wette mit dem Teufel alles, seine zehn Kinder werden durch den Tod hinweggerissen, sein ganzer Besitz geht verloren. Der von schwerer Krankheit gezeichnete Hiob hält dennoch im Glauben an Gott fest. Hiob hat wie die Menschen am Grab von Oskar Pohlmann Leiderfahrungen gemacht. Den gewählten Bibeltext kann man als bewussten Widerspruch gegen eine mörderisch-teuflische Gewaltherrschaft verstehen, die am Ende nicht das letzte Wort behalten hat. Das sich pseudoreligiös gebärdende »tausendjährige Reich« ist nach zwölf Jahren Schreckensherrschaft mit einem unbeschreiblich hohen Blutzoll im Staub versunken.

251 Hiob 19, 25.

Allen Freunden und Bekannten zur Nachricht, daß die Beisetzung der Urne meines lieben Sohnes

Oskar Pohlmann

am Montag, dem 30. Juni, nachmittags $2\frac{1}{2}$ Uhr, von der Friedhofskapelle aus stattfindet.

Witwe Bertha Pohlmann
geb. Behrend.

Bodenteich, den 28. Juni 1941.

Abb. 28: Todesanzeige Oskar Pohlmann in der Allgemeinen Zeitung vom 28. Juni 1941 (Stadtarchiv Hansestadt Uelzen, Dr. Christine Böttcher)

Auszug aus dem Begräbnisbuch – Oskar Pohlmann

1. Begräbnisdatum: **30. Juni 1941**
2. Ort und Stätte: **Beisetzung in Bodenteich**
3. Begraben durch: **Pastor Schünemann**
4. Name und letzer Wohnort des Begrabenen:
   Pohlmann, Oskar Rudolf Walter
   Unverehelichter Haussohn in Lüneburg
5. Alter des Begrabenen: **37 Jahre**
6. Bemerkungen: **Geboren am 24. Oktober 1903 in Wieren, gestorben am 6. Juni 1941 in Hadamar-Mönchberg an Mittelohrentzündung, eingeäschert am 07. Juni 1941. (Beerdigt durch Pastor Schünemann aus Nettelkamp) Hiob 19,25**

Abb. 29: Oskar Rudolf Walter Pohlmann, Beisetzung in Bodenteich am 30.06.1941 (Auszug aus dem Begräbnisbuch der Evangelisch-Lutherischen St. Petri-Kirchengemeinde Bad Bodenteich)

Die »Aktion Gnadentod« ist nicht geheim

Der fabrikmäßige Massenmord an »lebensunwerten« Menschen ist als geheime Reichssache geplant. Die Geheimhaltung der Tötungen einer derart großen Zahl von Anstaltsinsassen in so kurzer Zeit am gleichen Ort schafft jedoch unüberwindbare Sicherheitsprobleme.[252] »Man kann glaube ich sagen«, so der renommierte Historiker Götz Aly, *»dass es sich im ersten halben Jahr weitgehend herumgesprochen hat.«*[253] Nach 17 Monaten dürften die Gerüchte über die Ermordung der angeblich »Lebensunwerten« im letzten Winkel – auch im Landkreis Uelzen – angekommen sein. Ludwig Gessner, der Landeshauptmann der Provinz Hannover berichtet, er habe schon im Sommer 1940 auf der Straße durch »Munkeln« von Massentötungen in den Anstalten erfahren, die ihm bald darauf auf einer Tagung in Berlin von Kollegen bestätigt worden seien.[254]

Mehrere Gründe machten die Geheimhaltung unmöglich:

- Erste öffentliche Zeugen der »geheimen« Verbrechen sind die Einwohner der Dörfer und kleinen Städte in der Umgebung der Mordzentren. Die weithin sichtbare schwarze Rauchsäule, der beißende Geruch nach Menschenfleisch, der tägliche Antransport und das Verschwinden zahlloser Menschen, die massenhaften Fahrten der grauen Reichspostbusse mit blickdichten Scheiben, die allzu offensichtliche Absperrung und Bewachung des Anstaltsgeländes als Seuchensperrbezirk ohne örtlich bekannte Seuchenerkrankungen sind unübersehbare Zeichen eines Massenverbrechens. Die regionalen Beobachtungen verbreiten sich rasch überregional.
- »Die Ausgrenzungspolitik gegenüber Behinderten stößt auf weniger Akzeptanz [in der Bevölkerung] als im Fall der Juden

252 Friedlander, 1997, S. 192 f

253 Zitiert nach Herzing, Johanna: »Euthanasie«morde der Nazis. Grausame Urteile über den Wert des Lebens, Beitrag im Deutschlandfunk vom 09.07.2015. URL: https://www.deutschlandfunk.de/»Euthanasie«morde-der-nazis-grausame-urteile-ueber-den-wert.724.de.html?dram:article_id=324985

254 Aussage des Landeshauptmanns Ludwig Gessner im so genannten Gessner-Prozess 1948: »Inzwischen wurde bereits im Volk über Vorgänge in Heilanstalten gemunkelt, insbesondere von Pommern.« Zitiert nach: Meyer/Sueße 1988, S. 48.

und Zigeuner.«[255] Der Massenmord der als »lebensunwert« qualifizierten Menschen betrifft keine ethnisch ausgegrenzte Minderheit. Sie betrifft, im Gegensatz zu den »fremdrassigen« Juden und den Sinti und Roma, eine Gruppe von Mitbürgern der »arischen Herrenrasse«, die in vielen Fällen über Jahre in Beziehung zu Familie und Nachbarn standen.

- Die Öffentlichkeit vermutet, dass die Partei und nicht der Staat hinter den Morden steht und dass bei den Transporten durch die »GeKraT« »das graue Auto der SS« beteiligt sei. Selbst der Aufbau der verschiedenen Tarnorganisationen kann die Verwicklung der NS-Führung in die Mordaktionen nicht verschleiern. Obwohl staatliche Institutionen – Gesundheitsämter und Heilanstalten – die Verlegungen ausführen, ist in der öffentlichen Meinung bald die NS-Bewegung als Drahtzieher erkannt. Zu offensichtlich ist die Komplizenschaft der Partei, die mit ihrer Propaganda die »Behinderten« als »Ballastexistenzen« und »unnütze Esser« permanent an den Pranger stellt.[256]
- Selbst staatliche Behörden wie die Justiz Richter, Staatsanwälte und Generalstaatsanwälte sind frühzeitig von Amts wegen über das »geheime« Mordprogramm als Mitwisser informiert und als Mittäter involviert. Die Mordplanungen sind eine ausschließliche Angelegenheit der NSDAP. Sie werden im Auftrag des »Führers« von Philip Bouhler und Dr. Karl Brandt über die Kanzlei des Führers (KdF) geplant und organisiert. Die Justiz wird über den geplanten Massenmord der Anstaltskranken nicht in Kenntnis gesetzt. Das geheime Krankenmordprogramm ist ein absolutes Primat der Partei. So überrascht es nicht, dass Staatsanwälte schon seit Februar 1940 erfolglos nach dem Verbleib von Personen forschen, die wegen verminderter Zurechnungsfähigkeit nach §42b in die Obhut der Heil- und Pflegeanstalten überstellt wurden.[257] Richter suchen vergeblich nach ihren plötzlich verlegten Mündeln, für die sie

---

255 Ebd.

256 In Anlehnung an Friedlander, 1997, S.192 f.

257 »Straftäter«, die in Anstalten eingewiesen wurden, hat die »T4« unabhängig von der Art ihres Vergehens ausnahmslos als kriminelle Geisteskranke in die Gaskammern selektiert.

als Vormund Verantwortung tragen. Auch die Generalstaatsanwälte können die Vorgänge nicht aufklären. Generalstaatsanwälte und Landgerichtspräsidenten aus Stuttgart (Grafeneck), Frankfurt (Hadamar) und aus Graz (Hartheim) schildern dem Reichsjustizministerium (RJM) weit verbreitete Gerüchte von Massenmorden. Verwandte ermordeter Patienten wenden sich an die Staatsanwaltschaften und das RJM mit der Forderung nach Untersuchung und Strafverfolgung wegen Mord. Die Justiz steckt in einem unlösbaren Dilemma, die Mordanklagen gegen Unbekannt in den angestrebten Verfahren können nicht mit dem Heimtückegesetz[258] niedergeschlagen werden. Unweigerlich wären die geheimen Morde in den öffentlichen Gerichtsverhandlungen zur Sprache gekommen.[259]

Im Reichsjustizministerium werden die zahlreichen Hinweise aus dem Justizapparat auf die Tötungen gesammelt. Erst Ende Juli 1940 sieht sich Justizminister Franz Gürtner durch die Zahl der Anfragen gezwungen, in der Reichskanzlei um weitere Auskunft nachzusuchen. Die Juristen fordern entweder die Morde einzustellen oder ein Gesetz zu erlassen, das die Tötungen regelt, denn die »T4-Morde« untergraben das Vertrauen der Öffentlichkeit in die Rechtsprechung massiv.[260] Hans Heinrich Lammers, der Chef der Reichskanzlei verweigert jede weitere Auskunft[261] und verweist den Reichsjustizminister an Philip Bouhler, Hitlers »»Euthanasie«bevollmächtigten«. Bouhler schickt am 27. August eine Kopie von Hitlers »»Euthanasie«-Ermächtigung« an Gürtner und macht dem Justizminister klar, dass er als Alleinverantwortlicher die notwendige Anweisung an seine Mitarbeiter gegeben habe, der Erlass besonderer Ausführungsbestimmungen sei nicht erforderlich. Gürtner wiederum entscheidet »den Willen des Führers als Rechtsquelle, als Rechtsgrundlage«, anzuerkennen, obwohl für ihn außer Zweifel steht, dass die vor-

258 Gesetz gegen heimtückische Angriffe auf Staat und Partei und zum Schutz der Parteiuniformen vom 20. Dezember 1934.

259 Zusammengefasst nach Friedlander,1997, S.192 f.

260 Ebd., S.193.

261 Trotz zahlreicher schriftlicher Belege und eines persönlichen Gesprächs mit dem Justizminister.

liegende Ermächtigung (s. Abb. 29) selbst im nationalsozialistischen Deutschland kein angemessener Ersatz für ein Gesetz sein kann. Seit Anfang September 1940 werden die Juristen endgültig zu Mittätern, denn das RJM bemüht sich von jetzt, Eingriffe der Justiz in das »T4 Mordprogramm« zu verhindern.[262] Eine Konferenz der versammelten Spitzen der Reichsjustiz[263] im April 1941 in Berlin macht den gesamten Justizapparat endgültig zu Komplizen und Handlangern des »Krankenmordprogramms«. Die Generalstaatsanwälte und Oberlandesgerichtspräsidenten werden angewiesen, in den Fragen, die die Vernichtung »lebensunwerten Lebens« angehen, nicht aktiv zu werden, sondern die Angelegenheit kurzerhand an das RJM weiterzuleiten.

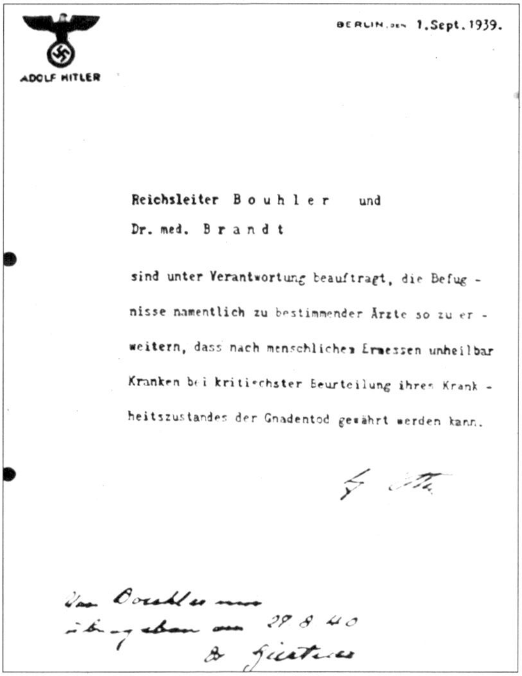

ADOLF HITLER

BERLIN, DEN 1.Sept.1939.

Reichsleiter Bouhler und

Dr. med. Brandt

sind unter Verantwortung beauftragt, die Befugnisse namentlich zu bestimmender Ärzte so zu erweitern, dass nach menschlichem Ermessen unheilbar Kranken bei kritischster Beurteilung ihres Krankheitszustandes der Gnadentod gewährt werden kann.

Abb. 30: So genanntes »Ermächtigungsschreiben« Hitlers. Handschriftlicher Zusatz von Reichsjustizmister Dr. Franz Gürtner: »Von Bouhler mir übergeben am 27.8.1940. Dr. Gürtner.«

262 Friedlander, 1997, S. 206.

263 Unter Beteiligung aller Generalstaatsanwälte, aller Oberlandesgerichtspräsidenten, der Präsidenten des Reichsgerichts, des Volksgerichtshofs, des Landeserbhofgerichts, des Reichspatentamtes, der Oberreichsanwälte und der Spitzenbeamten des Justizministeriums.

Mit dem auf privatem Briefpapier am 9. Oktober 1939 verfassten Text beauftragt Hitler Reichsleiter Philip Bouhler,[264] Chef der Kanzlei des Führers, und Dr. Karl Brandt, seinen chirurgischen Begleitarzt, mit der Organisation der »Aktion Gnadentod«. Das auf den 1. September 1939 rückdatierte Schreiben soll den Zusammenhang mit dem Krieg herstellen. Für Hitler sei der Gedanke unerträglich, dass ein Kriegsverletzter ohne Bett bleibt, weil es von einem Geisteskranken belegt ist.[265]

Bürokratische Pannen heben die geheime Abwicklung immer wieder auf. Wenn Angehörige zum Tod ihres Verwandten zwei Trostbriefe und Urnen aus unterschiedlichen Anstalten erhalten, wie es wiederholt passiert, ist jede Geheimhaltung ad absurdum geführt. Entgegen aller Geheimhaltungsversuche der »Aktion T4« wusste man in den betroffenen Familien und in kirchlichen Kreisen sehr bald um die wahren Ursachen der gehäuften Todesfälle unter den Anstaltspatienten. In Einzelfällen ist es Angehörigen in letzter Minute gelungen, ihre Familienmitglieder vor der Gaskammer zu retten. Die Mutter von Alfred N. aus Ulm, der an den Folgen einer Kopfverletzung aus dem 1. Weltkrieg litt, hat durch ein Telegramm an Adolf Hitler dafür gesorgt, daß ihr Sohn aus der Tötungsanstalt Grafeneck in die Anstalt Schussenried zurückgebracht wurde.
Prominente kirchliche Würdenträger protestierten erstmals vier Wochen nach Beginn der Gasmorde in Grafeneck. So berichtet der protestantische bayerische Landesbischof Meiser am 23. Februar 1940 voller Entrüstung dem Reichsstatthalter[266] in München Franz Ritter von Epp, dass Geisteskranke aus den Anstalten weg-

264 Philip Bouhler, *1899 München, Suizid 19. Mai 1945 in Dachau, NSDAP-Mitglied Nr. 12, Reichsleiter der NSDAP 1933, 1934 Chef der Kanzlei des Führers, 1936 SS-Obergruppenführer, Goebbels im Tagebuch am 31.01.1941: »Mit Bouhler Frage der stillschweigenden Liquidierung von Geisteskranken besprochen. 80.000 sind weg. 60.000 müssen noch weg. Bouhler ist der rechte Mann dazu.« Zitiert nach Ernst Klee: Das Personenlexikon zum Dritten Reich, 5. Aufl., Frankfurt a.M. 2015, S. 68.

265 Wolfgang Benz, Hermann Graml, Herrmann Weiß, Enzyklopädie des Nationalsozialismus, dtv, München 2007, hier: Beitrag Hans Vasold, „Medizin", S. 270.

266 Reichstatthalter: ein Amt ohne Exekutivgewalt.

geschafft und in anderen Anstalten gewaltsam zu Tode gebracht würden. Einzelnen Angehörigen sei bereits eine Urne mit der Asche und einem Begleitschreiben zugesandt worden, wonach der Kranke an irgendeiner Krankheit verstorben sei. Meisers Intervention bleibt erfolglos. Ihm wird mitgeteilt, »daß Hitler selbst den Vernichtungsbefehl gegeben hatte.«[267] Schon in der Denkschrift,[268] die der protestantische Pfarrer Paul Gerhard Braune im Juli 1940 an den Chef der Reichskanzlei, SS-Obergruppenführer Hans-Heinrich Lammers,[269] übergeben hat, wird die systematische Vernichtungsstrategie der Anstaltskranken detailliert und schonungslos aufgedeckt. So kann Braune anhand der Urnennummern beweisen, dass Grafeneck eine Mordanstalt ist, da in der 100-Betten Anstalt 594 Kranke vom 10. April bis 12. Mai

---

267 https://de.evangelischer-widerstand.de/html/view.php?type=dokument&id=628

268 Pastor Paul Gerhard Braune (Anstaltsleiter von Lobetal): Denkschrift »Betrifft: Planwirtschaftliche Verlegungen von Insassen von Heil- und Pflegeanstalten«, 09.07.1940. Siehe dazu URL: u.a.https://de.wikipedia.org/wiki/Paul_Gerhard_Braune
Braune dokumentiert hervorragend recherchiert den Vernichtungsprozess der »Anstaltskranken«. Beginnend mit der detaillierten Schilderung der Meldebogenaktion, die nachfolgenden Verschleppungen unzähliger Kranker aus zahlreichen Anstalten mit erstaunlich präzisen Angaben über Todesraten, den immer gleich lautenden Todesbenachrichtigungen und der unwürdigen Behandlung der sterblichen Überreste. Er nennt das Schicksal etlicher Ermordeter mit Namen, Beruf und Angehörigen. Die Auflösung mehrerer Anstalten mit Nachverfolgung der Verschleppten wird überraschend eindeutig dargestellt. So beispielsweise die Auflösung der Kückenmühler Anstalten (bei Stettin), der größten diakonischen Einrichtung Pommerns. Die am 24. April 1940 von Gauleiter Franz Schwede-Coburg verfügte Auflösung führt zur Verschleppung von 1.500 Kranken in den Warthegau, nach Meseritz-Obrawalde und nach Grafeneck, womit ihr Schicksal in fast allen Fällen besiegelt ist. Braune belegt im Detail das brutale Hungersterben in den sächsischen Häusern. Anhand der Urnennummern kann Braune beweisen, dass Grafeneck eine Mordanstalt ist, da in der 100-Betten Anstalt 594 Kranke vom 10. April bis 12. Mai 1940 zu Tode gekommen sind.

269 Hans Heinrich Lammers (1879-1962), Verwaltungsjurist und Ministerialbeamter, NSDAP 1932, SS 1933, seit 1937 Reichsminister und Chef der Reichskanzlei, SS-Obergruppenführer 1940, 1949 vom IV. Alliierten Militärgericht zu 20 Jahren Haft verurteilt. 1951 begnadigt und aus dem Gefängnis Landsberg a. Lech entlassen.

1940 zu Tode gekommen sind. Beamte, Wissenschaftler, Ärzte, Politiker, Kirchenmänner, Richter und auch die Angehörigen haben direkt oder indirekt schnell von den staatlich angeordneten Morden erfahren, bestätigt der Historiker Götz Aly. Die Einrichtungen der Inneren Mission der Ev. Kirche und ihre Leiter erlangen früh umfangreiche Informationen - aber sie schweigen mit voller Absicht in der Öffentlichkeit. Sie teilen gesichertes Wissen um den Massenmord der »Lebensunwerten« nur mit den Spitzengremien der Kirchenleitungen. Besonders der einflussreiche Leiter der Betheler Anstalten, Pastor von Bodelschwingh, der schon 1936 eine unübersehbar eindeutige Wahlempfehlung für »Deutschlands Führer« veröffentlicht hat,[270] folgt der völlig irrigen Ansicht, die Massenmörder durch persönliche Gespräche beeinflussen zu können. Schon am 10.Juli 1940 treffen sich Pastor von Bodelschwingh und der Leiter der Lobetaler Anstalten Pastor Braune im Reichsinnenministerium mit den hauptverantwortlichen Organisatoren der Krankenmorde: Dr. med. Herbert Linden (Ministerialdirigent in der Gesundheitsabteilung des Innenministeriums) und SS-Oberführer Viktor Brack (Oberdienstleiter im Hauptamt II in der »Kanzlei des Führers«). Linden und Brack geben die Krankenmorde unumwunden zu und nennen Kriegsnotwendigkeiten als Grund.

Am 12. Juli 1940 treffen sich Bodelschwingh und Braune in Begleitung von Prof. Sauerbruch mit dem angeblich ahnungslosen Justizminister Franz Gürtner (1881-1941) in dessen Privatwohnung. Gürtner soll schockiert gewesen sein, so Braune. Auch die aufrüttelnden Predigten des Bischofs von Münster, Clemens Graf von Galen, am 3. August 1941 in der Lamberti Kirche, erfolgen erst, nachdem erste Deportationen aus katholischen Einrichtungen in Westfalen begonnen haben. In aller Öffentlichkeit nimmt der Münsteraner Bischof eine menschenrechtlich begründete Position ein. »Nie, unter keinen Umständen darf der Mensch außerhalb des Krieges und der gerechten Notwehr, einen Unschuldigen

270 Aufruf Bodelschwinghs am 29. März 1936 zu den Reichstagswahlen. »Drei Jahre ist Deutschlands Führer der erste Diener seines Staates gewesen. In tiefer Dankbarkeit gedenken wir dessen, was er durch diesen Dienst uns allen gab.« Zitiert nach Klee, 2013, S.178.

töten. Hier handelt es sich um Menschen, unsere Mitmenschen, unsere Brüder und Schwestern.«[271] Galens Predigten, die sich wie ein Lauffeuer in ganz Deutschland bis an die Front und überall auf der Welt verbreiteten, waren ein wichtiger Anstoß, die organisierten Massenmorde an hilflosen Geschöpfen am 24. August 1941 einzustellen.

Tiefpunkt der Verrohung und Entmenschlichung: »Jubiläumsfeier« anlässlich des 10.000ten Vergasungstoten

Im August 1941 werden alle MitarbeiterInnen der Anstalt Hadamar von Direktor Dr. Berner[272] verpflichtend zu einer Jubiläumsfeier eingeladen. Aus Anlass des 10.000ten in der Gaskammer ermordeten Patienten feiert die gesamte Belegschaft mit Musik und Freibier. Die Aussage des Hadamarer Verwaltungsangestellten Maximilian Lindner vom 6. April 1946 beschreibt einen Tiefstand menschenverachtender Verrohung:

> *»[...] Dr. Berner [erklärte] bei dem gemeinschaftlichen Mittagstisch, es würde heute der 10.000ste Tote verbrannt werden, hierzu habe sich das gesamte Personal einzufinden. Wir versammelten uns dann gegen Abend auf dem Flur im rechten Flügel, wo jeder eine Flasche Bier empfing und von wo aus es dann in den Keller ging. Dort war auf einer Bahre ein nackter männlicher Toter mit einem großen Wasserkopf aufgebahrt. Auf Vorhalt erkläre ich mit Bestimmtheit, daß es ein wirklicher Toter und keine Papierleiche war. Der Tote wurde von den Brennern auf eine Art Trog gelegt und in den Verbrennungsofen geschoben. Hierzu hielt [der Verwaltungsangestellte] Märkle, der sich nach Art eines Geistlichen zurechtgemacht hatte, eine Leichenpredigt.« Auch der erste Vergasungsarzt und Anstaltsleiter Dr. Berner hält eine Ansprache.*[273]

---

271 Zit .n. Deutschlandfunk.de/der-loewe-des-Widerstandes-100.html

272 Dr. med. habil. Friedrich Berner (geb. 1904, gest. 1945 Kriegstod). Röntgenologe, Habilitation 1940, SS seit 1934, Einarbeitung in das Mordprogramm der »T4« in der Tötungsanstalt Hartheim bei Linz an der Donau 1941, Direktor und erster Vergasungsarzt in Hadamar 05/41 bis 12/41, Tarnname Dr. Barth.

273 Aussage des Hadamarer Verwaltungsangestellten Maximilian Lindner vom

Ermordet in Hadamar – »Umgekommen im Krieg«: Ein Familiengeheimnis

Das Schicksal des Bodenteicher Musikers Oskar Pohlmann ist spätestens seit dem Tod seiner Schwester Alma Kaiser im Jahr 1980 aus dem Familiengedächtnis verschwunden. Erst mehr als siebzig Jahre nach dem gewaltsamen Tod von Oskar Pohlmann stößt sein Neffe (Jg. 1938) im Februar 2014 bei Nachforschungen zu seiner Familiengeschichte völlig unerwartet auf die Todesumstände seines Onkels. Er ist zutiefst erschüttert. Als Kind hat der Neffe des Ermordeten seine Oma und Mutter oft auf den Friedhof in Bodenteich begleitet. Einen Grabstein habe es nicht gegeben, doch auch der zweite Onkel Hans Pohlmann sei in Bodenteich bestattet worden. Alle Erwachsenen haben die gewaltsamen Tode von Oskar und Hans Pohlmann verschwiegen. Umso mehr macht es den Neffen im Februar 2014 sprachlos, als er den Auszug aus dem Bodenteicher Begräbnisbuch in Händen hält.

Im Gespräch mit dem Bodenteicher Gemeindepastor erhält er zum ersten Mal Hinweise zum Sterbeort seines Onkels: »Hadamar Mönchberg«. »Hadamar Mönchberg« aber ist die Postanschrift der nationalsozialistischen Tötungsanstalt Hadamar. Hier sind in acht Monaten mehr als 10.000 Kinder, Frauen und Männer in der Gaskammer erstickt worden. Der Neffe ist über die Ermordung von Onkel Oskar und Onkel Hans erschüttert. Er ist anfangs so schockiert, dass er etwa zwei Jahre braucht, um weitere Nachforschungen anzustellen. In jedem der vielen Gespräche, die der Autor seitdem mit dem Neffen geführt hat, ist dessen tiefe Betroffenheit spürbar. Noch heute spricht er mit Trauer in der Stimme, dass er nie einen Onkel hatte. Denn seine beiden Onkel, Oskar Pohlmann und dessen älterer Bruder Hans seien ja »im Krieg umgekommen«. Das war die immer wiederholte Erzählung

---

6. April 1946. Zitiert bei: Vormbaum, Thomas (Hrsg.): »Euthanasie« vor Gericht. Die Anklageschrift des Generalstaatsanwalts beim OLG Frankfurt a.M. gegen Dr. Werner Heyde u.a. vom 22. Mai 1962, Institut für juristische Zeitgeschichte Hagen, Berlin 2005, S. 698.

Eine grauenvolle Szenerie: Die nationalsozialistische Tätergemeinschaft versammelt sich mit den Bierflaschen in der Hand im ca. 100 qm großen Verbrennungsraum und begafft die Verbrennung des 10.000sten Opfers.

seiner Großmutter Bertha Pohlmann und seiner Mutter, über viele Jahre. Tatsächlich aber ist auch Hans Pohlmann, sein Patenonkel, ebenfalls ein Opfer der NS-Krankenmorde, er wurde im Juni 1942 in der Anstalt Lüneburg in den Tod geführt. »Onkel Hans war mein Patenonkel.« Der Schmerz und die innere Bewegung über den Verlust des Patenonkels, den er nie haben durfte, ist in den Worten des Neffen für den Zuhörer unmittelbar spürbar.
Erst nach und nach, nach der allmählichen Überwindung der anfänglichen Schockphase werden Aufklärung und Information über den gewaltsamen Tod seiner beiden Onkel für ihn zu einer Lebensaufgabe. Unter den Geschwistern bleibt er der einzige, der den Mut hat, das jahrzehntelange Verschweigen zu durchbrechen.

Zeitzeuge W.M.

Obwohl der Neffe Oskar und Hans Pohlmanns zur Familie seines Großcousins, des Zeitzeugen W.M., von jeher gute familiäre Beziehungen pflegte, muss erst 2016 das Gespräch auf das Schicksal von Oskar Pohlmann gekommen sein. Noch heute ist der Neffe von den präzisen und klaren Äußerungen seines 14 Jahren älteren Familienangehörigen beeindruckt. Durch dessen Schilderungen wird erstmals der gravierende Konflikt zwischen Oskar Pohlmann und der SA-Standarte Uelzen zur Sprache gebracht.
Der Neffe der Brüder Pohlmann kann sich noch sehr lebhaft an den Vater des Zeitzeugen W.M erinnern – W.M. senior, einen Cousin seiner Mutter Alma Kaiser –, der als Hausschlachter Familie Kaiser in den Nachkriegsjahren mit Fleisch und Wurst unterstützt habe. Denn Alma Kaiser musste sich schon bald nach 1945 alleine mit ihren vier Kindern »zwischen vier und zwölf Jahre alt« durchschlagen, nachdem ihr Ehemann Alfried Kaiser die Familie verlassen hatte. Weihnachten 1944 habe erstmals Papas neue Frau mit der Familie um den Weihnachtsbaum gesessen, kann sich der Neffe mit Wehmut erinnern. Schon bald nach Kriegsende musste er als älterer Sohn innerhalb der Familie eine Rolle als Unterstützer übernehmen. Er berichtet, wie er während der Rübenkampagne Rüben auf der Straße aufgesammelt habe, die von den Treckern gefallen waren. »Wir wohnten ja in der Lüneburger Straße. Mutti hat dann Rübensirup gekocht und wir haben

Brot mit Rübensirup und Rübensirup mit Brot gegessen. Schon als Achtjähriger habe er »seine Mutter zu Fuß nach Stadensen begleitet«, die W.M. senior dort beim Schlachten geholfen habe.

Die Rolle der Familie bei der Einlieferung

Als der Neffe 2014 im Rahmen der weiteren Aufklärung Einsicht in die Krankenakte seines Onkels Oskar aus dem Bundesarchiv nimmt, ist er fassungslos, dass sein eigener Vater, der Schwager von Oskar Pohlmann, zusammen mit einem Nachbarn 1934 und 1936 für die Einlieferungen seines Onkels in die Heil- und Pflegeanstalt Lüneburg gesorgt hat. »Das kann ich nicht verstehen, dass mein Vater das gemacht hat«, bringt er seine Enttäuschung immer wieder zum Ausdruck. Der Neffe weiß um die strikte nationalsozialistische Gesinnung seines mit dem goldenen Parteiabzeichen dekorierten Vaters Alfried Kaiser, eines Uelzener Schuhmachermeisters. Seit Anfang der 1930er Jahre ist dieser (Mit)Inhaber des Schuhgeschäfts Kaiser&Co in der Lüneburger Str. 17, das sich im Erdgeschoss des ehemaligen Geschäftshauses der jüdischen Familie Deutsch befindet.[274]

Glücklicherweise war es möglich, die nachvollziehbare Enttäuschung des Neffen über das Verhalten seines Vaters abzumildern. Denn an Hand der Krankenakte wird deutlich, dass sowohl die Ersteinweisung in die Lüneburger Anstalt im Mai 1934 als auch die Wiedereinweisung im Februar 1936 aus medizinischen Gründen notwendig waren. Zu beiden Zeitpunkten hatte sich die schizophrene Erkrankung deutlich verschlechtert. Die Einweisungen sind mit hinreichender Sicherheit nicht von dem nationalsozialis-

274 Siehe Dietrich Banse: »Gedemütigt, vertrieben, ermordet«. Uelzener Bürgerinnen und Bürger jüdischen Glaubens zwischen 1933 und 1942, Geschichtswerkstatt Uelzen 2008. S. 55.
Schuhgeschäft Kaiser & Co. in der Lüneburger Str. 17. Das Gebäude wurde 1897 von Leo und Emma Deutsch erworben, die eine »Manufaktur, Weiß- und Wollwarengeschäft« führten. 1932 wird das Gebäude vom Uelzener Kaufmann Ludwig Zierath erworben. Bald danach wird das Schuhgeschäft Kaiser & Co. eröffnet. Alfried und Alma Kaiser, geb. Pohlmann, bewohnten mit ihren Kindern die erste Etage, in der zweiten Etage lebte der Hausbesitzer Ludwig Zierath mit seiner Familie (Aussage des Neffen der Brüder Pohlmann, Mai 2021).

tisch gesinnten Schwager betrieben worden. Dies entlastet auch das Bild, das sich für den Neffen zwischenzeitlich von der Rolle seines Vaters im Zusammenhang mit den Einweisungen in die Psychiatrie ergeben hatte.

Vermutlich hat die Anstaltseinweisung die Situation im familiären Umfeld entspannt. Im Hinblick auf das Gerede in der Nachbarschaft wird die Herausnahme des bekannten Musikers aus dem gesellschaftlichen Umfeld eine spürbare Entlastung gebracht haben. Der propagandistische Druck von Partei und Staat auf »minderwertige Erbkranke« und ihre »Sippen« war belastend. Aber auch in heutiger Sicht ist eine schizophrene Erkrankung eine schwere Bürde, nicht nur für die Betroffenen selbst, sondern auch für deren Angehörige. Stigmatisierung und Diskriminierung durch Vorurteile sowie durch fehlendes oder falsches Wissen verstärken auch heute die Krankheitslast und fördern soziale Ausgrenzung und Vereinsamung.[275]

Kontaktabbruch?

Selbst während des langjährigen Aufenthalts in der Lüneburger Anstalt hat die Familie keinen persönlichen Kontakt gesucht. Lediglich 1934 wird erwähnt, dass Oskar Pohlmann Briefe nach Hause schreibt. Besuche von Angehörigen oder Nachbarn sind nicht dokumentiert. Eine obligatorisch von der Anstalt angelegte Besuchskarte ist nicht vorhanden, sie kann allerdings auch verloren gegangen sein. Wie umfassend der Kontaktabbruch gewesen ist, können wir nicht abschließend sagen. Ein nahes, besorgtes Verhältnis der Familie zu ihrem Angehörigen hat vermutlich nicht bestanden.

Dabei schützt ein enger Familienzusammenhalt, erkennbar durch Briefe, Päckchen und vor allem Besuche, die Anstaltskranken vor Selektion, Deportation und Tötung. Nicht umsonst haben die Akteure der »T4« schon in der ersten Version der Meldebögen die Frage gestellt: »Erhält Patient regelmäßig Besuch?« Hartnäckig forschende Angehörige haben sich die »T4-Mordmanager« vom Leibe halten wollen. So hat der Münchener Medizinhistoriker Gerrit Hohendorf nachgewiesen, dass sich in der Gruppe der Überleben-

---

275 Themenheft Schizophrenie, 2010, S. 7.

den in knapp vierzig Prozent der Akten ein enger Familienzusammenhalt anhand erhaltener Korrespondenz und Besuchsvermerken rekonstruieren lässt. In der Gruppe der »T4-Opfer«, der Ermordeten, sind es nur knapp zwanzig Prozent.[276] Enge familiäre Kontakte sind ein wirksamer Schutz vor der Gaskammer. Ein Schutz, der Oskar Pohlmann von seiner Familie nicht geschenkt worden ist. Das weit verbreitete Schweigen der Angehörigen hat »die Durchführung der Morde zumindest wesentlich erleichtert.«[277] Selbst gegen die unerwarteten Verlegungen in die Zwischenanstalten ist ein Widerspruch der betroffenen Familien fast immer ausgeblieben, obwohl die Verantwortlichen der »T4« damit rechneten, denn Namen und Anschriften der Zwischenanstalten werden den Angehörigen schriftlich mitgeteilt – aber erst nach den Verlegungen.

Komplizen im Verschweigen

Über das Ableben ihrer Angehörigen haben die Familien ein paar gefälschte Dokumente in den Händen. Das tatsächliche Schicksal soll verborgen bleiben. Denn die Organisatoren des Massenmordes gehen davon aus, dass die gezielten Fehlinformationen den Familien eigene Deutungsmöglichkeiten eröffnen. »Umgekommen im Krieg« benutzt eine Stereotype und schützt vor unliebsamen Nachfragen- sind doch im Krieg zahllose Familien vom gewaltsamen Tod enger Angehöriger betroffen. Die Familien Pohlmann und Kaiser haben ihr ureigenes »Unglück« hinter den zahllosen Kriegsopfern versteckt gehalten. Jede Familie ist auf ihren guten Ruf bedacht. Ein »verrückter«, »geisteskranker« Angehöriger, der in einer »Klapsmühle« gestorben ist, belastet den guten Ruf einer Familie. Aus dem Verschweigen entsteht ein Komplizentum der Familien mit den Mördern. Den Angehörigen wird mit der Angabe einer natürlichen Todesursache für einen ungeliebten Verwandten ein über Jahrzehnte tragfähiges Alibi geliefert.

---

276 Hohendorf, 2013, S. 117.

277 Lutz, Petra: Herz und Vernunft. Angehörige von »Euthanasie«-Opfern im Schriftwechsel mit den Anstalten. In: Heiner Fangerau/ Karen Nolte (Hgg.): »Moderne« Anstaltspsychiatrie im 19. und 20. Jahrhundert. Legitimation und Kritik (= Medizin, Gesellschaft und Geschichte, Beiheft 26), Stuttgart 2006, S. 143-167, S. 163.

Die Nazi-Mörder gehen wiederum davon aus, dass die Angehörigen die ungeschminkte Wahrheit nicht hören wollen. Die in den Trostbriefen angebotene Version: Erlösung von angeblich unheilbarem Leiden durch den »Gnadentod« einer akuten Erkrankung, wird von den meisten Angehörigen ohne Widerspruch akzeptiert. Für den Politikwissenschaftler Götz Aly stellt sich deshalb die Frage nach den Bezugspersonen, *»jener Vielzahl von Menschen, die unmittelbar zwischen den Mördern und den Ermordeten stehen«. »Es reicht nicht auf der einen Seite die vielen Opfer zu beklagen und auf der anderen rund 500 Nazitäter als gewissenlose Ideologen, Bösewichte oder Mörder in weißen Kitteln zu verteufeln.«* Mit seinem Buchtitel »Die Belasteten« verweist Aly nicht nur auf die Ermordeten, die die Last ihrer psychiatrischen Erkrankung oder ihrer körperlichen Einschränkung zu tragen haben. Er sieht auch die Angehörigen als Belastete, die sich oft durch die chronischen Krankheiten ihrer Verwandten überfordert fühlen. Es geht auch um *»die Lebenslast der Angehörigen und das damit verschwisterte Bedürfnis nach individueller und kollektiver Befreiung von einer Last.«*[278]
Und wir Heutigen dürfen nicht vergessen, dass die heimtückischen Krankenmorde für die Familie Pohlmann in Bodenteich und für die Familie Kaiser in Uelzen außerhalb jeglicher Alltagserfahrung lagen. Diese Art skrupelloser Gewalt, diese Selbstverständlichkeit des Tötens war für alle Angehörigen unvorstellbar, dass nämlich Ärzte und ihre Helfershelfer zu Mördern ihrer Patient:innen werden. Auch der historische Bericht nach acht Jahrzehnten kann die Unwirklichkeit der Umstände und die Dimension dieser Verbrechen das unsägliche Leiden Zehntausender nur bruchstückhaft in Worte fassen. Ohne eigenes Erleben des Grauens reichen die Erfahrungen und sprachlichen Mittel unserer »normalen« Welt nicht aus, um die fortschreitende Dehumanisierung der NS-Psychiatrie begreifbar zu machen.

Das Vergessen ist Teil der Vernichtung

Die Solidarität der Familie Pohlmann mit dem Verstorbenen beschränkt sich auf die stillen Besuche von Mutter Bertha Pohl-

278 Aly, 2014, S. 14.

mann und Schwester Alma Kaiser auf dem Friedhof. Als Kind hat der heute 84jährige Neffe seine Oma oft beim Gang auf den Friedhof begleitet. Jeder Besuch in Bodenteich, bei der »Oma Teich«, wie die Enkelkinder sie liebevoll nannten, sei mit einem Besuch auf dem Friedhof verbunden gewesen. Eine Grabstelle sei auf dem ganz am Rand des Friedhofs gelegenen Rasenstück, an dem seine Oma verweilt habe, nicht erkennbar gewesen. Es gab nichts an dieser Stelle auf dem Friedhof, was auf eine Grabstelle hingewiesen habe, bestätigt der Neffe auf Nachfrage. »Die Jungs sind an der Front gefallen.« oder »Die Jungs sind im Krieg umgekommen«, habe die Oma immer wieder gesagt. Weitere Erklärungen habe sie nicht geäußert. Seit der Kindheit sei er, so der Neffe von Oskar Pohlmann, der festen Überzeugung gewesen, dass die Jungs, die beiden Söhne von Oma Bertha, als Soldaten durch kriegerische Gewalt zu Tode gekommen seien. Eine Erklärung, die angesichts des millionenfachen Sterbens für ein Kind in der Nachkriegszeit leicht nachvollziehbar war. Tragische Todesfälle gab es in fast allen Familien. Aber waren Oma Berthas Ausflüchte, waren Ihre Lügen nicht doch mehr als der Versuch, eine für ein Kind einleuchtende Erklärung zu geben? War es nicht vor allem das verständliche Bemühen, das tragische Schicksal »ihrer Jungs« zu verdrängen? Welche Mutter möchte nicht eine Aura der Stärke, der Tapferkeit und des Erfolgs um ihre Kinder legen? Beide männlichen Nachkommen als psychiatrisch Erkrankte – dazu noch als Anstaltsinsassen – zu verlieren, muss für die zwei Mal verwitwete Bertha Pohlmann eine schwere Last gewesen sein. Ihren ersten Sohn hatte sie schon 1889 zu Grabe tragen müssen. Jetzt waren ihr auch noch die »Großen« genommen worden. Gemeinsam mit seiner Mutter Alma Kaiser, der Schwester der »beiden Jungs«, so berichtet der jetzt 84jährige, habe er den Friedhof in Bodenteich nie wieder betreten. Auch habe seine Mutter nie mit ihren eigenen Kindern – auch nicht, als sie schon älter waren – über den Lebensweg und die Erkrankungen ihrer Brüder Oskar und Hans gesprochen. Nach dem Tod von Großmutter Bertha Pohlmann (1951) und von Schwester Alma Kaiser, geb. Pohlmann, (1980) gerät das Schicksal von Oskar und auch Hans Pohlmann endgültig in Vergessenheit. *»Das Vergessen der Vernichtung ist«*, nach den Worten des französischen Philosophen Jean Baudrillard (1929 – 2007), »*zu einem Teil der Vernichtung selbst geworden.*«[279] Das langfristige Vergessen ihrer Untaten ist ein Ziel der Mordstrategen.

Das Familiengeheimnis – »Vergessen ist Verweigerung der Erinnerung!«[280]

Ein distanziertes Verhalten der Angehörigen ist nicht ungewöhnlich. Heinz Faulstich, der langjährige Psychiater und bedeutende »Euthanasie«forscher, berichtet 1997, dass sich weniger als ein Viertel (22,5%) der Angehörigen von 508 Patient:innen der Anstalt Reichenau (Bodensee), die 1940/41 in den Gaskammern ermordet worden sind, brieflich nach dem Schicksal der Verschleppten erkundigt haben. Von den 112 erhaltenen Nachfragen ordnet Faulstich insgesamt etwa 20 – 30 als Protestschreiben ein, aber nur jeder 20. bis 25. Angehörige empört sich deutlich vernehmbar. Auf die Deportation und den Tod von 77,5% der Reichenauer Kranken erfolgt keine dokumentierte Reaktion![281] Als Grund der ausbleibenden Reaktionen vermutet der erfahrene und langjährige Psychiater vorangegangene Kontaktabbrüche: »*Auch Angehörige sind nicht selten mitbeteiligt, wenn ein Mensch jahrelang in der Anstalt verbleibt. Das Ausgrenzen eines Menschen in der Psychiatrie ist - im Gegensatz zur Behauptung mancher Psychiatriekritiker - nicht das Werk obrigkeitshöriger Psychiater allein, sondern auch häufig ein Ausgrenzen aus Familie und sozialem Umfeld.*«[282]

»Das Vergessen der Vernichtung ist Teil der Vernichtung selbst«: damit diese Methode der TäterInnen ihre Macht verliert, ist es von überragender Bedeutung, das Schicksal jedes einzelnen Opfers na-

---

279 Jean Baudrillard (1929-2007), franz. Philosoph, 1988, Zitiert nach: Harald Welzer: Verweilen beim Grauen. Essay zum wissenschaftlichen Umgang mit dem Holocaust, Tübingen 1997, S. 27.

280 Antje Kosemund: »Vergessen ist die Verweigerung von Erinnerung«, Rede auf dem 5. Alsterdorfer Fachforum am 08.05.2001, URL: https://www.beratungszentrum-alsterdorf.de/fileadmin/abz/data/Menu/Fachdiskussion/Alsterdorfer_Fachforum/Kosemund_3_.pdf

281 Heinz Faulstich: Von der Irrenfürsorge zur »Euthanasie«. Geschichte der badischen Psychiatrie bis 1945, Freiburg 1993, S. 263 f. Zitiert nach Aly, 2014, S. 282.

282 Ebd. S. 282.

mentlich in Erinnerung zu halten und über seine Geschichte zu berichten. Es ist der große Verdienst des inzwischen 84-jährigen Neffen, dass er das Siegel eines siebzigjährigen Verschweigens, eines lange gehüteten Familiengeheimnisses, endlich aufgebrochen hat. Endlich hat ein Familienmitglied die Kraft gefunden, die Verweigerung der Erinnerung zu durchbrechen. Durch seine »Ahnenforschung« kann dem Leben und Leiden seines Onkels Oskar Rudolf Walter Pohlmann in aller Öffentlichkeit gedacht werden. Er ist als Opfer eines heimtückischen Mordes im Alter von 37 Jahren in der Gaskammer der Tötungsanstalt Hadamar ums Leben gekommen. Auch das öffentliche Gedenken musste in den Tötungsanstalten einen mühsamen Weg zurücklegen. Erstmalig wurde in Hadamar 1953 am Ort der Verbrechen durch ehrenamtliche (!) Initiative mit einem Wandrelief in der Eingangshalle an die heimtückisch Ermordeten erinnert.[283]

283 Noch heute ist es erschütternd zu sehen, wie zögerlich das öffentliche Gedenken der Krankenmorde eingesetzt hat. 1953 wurde erstmalig ein Wandrelief in der Eingangshalle des Psychiatrischen Krankenhauses Hadamar angebracht. Text: »1941-1945. Zum Gedächtnis«. Seit 1964 erinnern symbolische Grabsteine und ein Mahnmal an den ehemaligen Anstaltsfriedhof, auf dem die Toten der Jahre 1942-1945 bestattet sind. Erstmalig wurden zu Beginn der 1980er Jahre die 5.000 nicht archivierten Krankenakten, die verstaubt und durchfeuchtet nicht abgeschlossen im Tötungskeller lagerten, zusammen mit Akten aus dem Hauptstaatsarchiv von einer Gruppe von Studenten und Professoren der Fachhochschule Frankfurt am Main systematisch ausgewertet. 1983 wurde erstmalig eine von vier Gießener Studenten erarbeitete Ausstellung in den Kellerräumen vor Publikum gezeigt. Diese ehrenamtliche Initiative gilt als Gründungsimpuls der Gedenkstätte. Die wissenschaftliche Erforschung wurde zu dieser Zeit vom Landeswohlfahrtsverband (LWV) sogar behindert. 1991 wurde vom LWV Hessen eine Ausstellung neu konzipiert und der Öffentlichkeit im Erdgeschoss präsentiert. Seit dieser Zeit wird eine intensive wissenschaftlich begleitete Gedenkarbeit durch die Gedenkstätte Hadamar betrieben.
Siehe: https://de.wikipedia.org/wiki/Tötungsanstalt_Hadamar#cite_ref-11

Zusammenfassung

Der am 28. Oktober 1903 als drittes Kind des Schuhmachers Wilhelm Pohlmann und seiner Ehefrau Alma geborene Oskar Rudolf Walter Pohlmann erkrankt erstmalig 1925 mit einer schizophrenen Erkrankung. Trotz fehlender Tradition sucht er die Nähe zur evangelischen Kirche und wird regelmäßiger Kirchgänger. Auf Grund einer hohen musikalischen Begabung ist er Mitglied und sogar Kassenprüfer im Männergesangverein Bodenteich. Er beherrscht mehrere Instrumente und wird als Klarinettist Mitglied im Musikzug der SA-Brigade Uelzen. Wie Zeitzeugen berichten, soll es wegen seiner kirchennahen Haltung zu Konflikten und Auseinandersetzungen mit der SA Kapelle gekommen sein. Zu diesem Zeitpunkt – im Mai 1934 – erfolgt eine erste Aufnahme in der Landes- Heil-und Pflegeanstalt Lüneburg mit einer schwer verlaufenden schizophrenen Erkrankung. Nach Zwangssterilisation im Juni 1935 wird Oskar Pohlmann im Laufe des gleichen Jahres nach Hause entlassen. Wegen eines weiteren schizophrenen Schubes erfolgt im Februar 1936 eine erneute dauerhafte Anstaltsaufnahme. Nach mehrjähriger Remission verweigert Oskar Pohlmann Mitte 1940 die Arbeitstherapie. Damit wird der minderwertige »Geisteskranke« bei fehlender Arbeitsleistung zur »Ballastexistenz«. Wegen seiner krankheitsbedingten Leistungsunfähigkeit und einem mehr als fünfjährigen Anstaltsaufenthalt gerät Oskar Pohlmann in das Räderwerk der »Aktion T4« der nationalsozialistischen Krankenmorde. Am 22. April 1941 wird der jetzt 37-Jährige zunächst von Lüneburg in die Zwischenanstalt Herborn und am 21. Mai 1941 in die Gasmordanstalt Hadamar deportiert, wo er am gleichen Tag zusammen mit 87 weiteren ehemaligen Lüneburger Anstaltsbewohnern in der Gaskammer mit Kohlenmonoxid erstickt wird. Amtliche Dokumente mit Angabe von Todesursache (Mittelohrentzündung) und Todesdatum (6. Juni statt 21. Mai) werden von der »T4«-Organisation einschließlich der Unterschriften gefälscht, um die Spuren eines Gewaltverbrechens zu vertuschen. Auch nach seinem Tod wird innerhalb der Familie das gewaltsame Schicksal des Sohnes, Bruders und Onkels über Jahrzehnte verschwiegen und erst durch Nachforschungen des Neffen ab 2014 unerwartet aufgedeckt.

Nachwort

Kontinuitäten

Die Krankenmorde gehen weiter

Am 24. August 1941 wurde die »Aktion T4« in ihrer bisherigen Form auf Befehl Hitlers eingestellt. Zu diesem Zeitpunkt sind bereits mehr als 70.000 Menschen in den sechs Gasmordanstalten umgebracht worden. Der augenscheinliche Stopp ist vor allem darin begründet, dass die Ermordung von Kranken, Alten und Behinderten in der Bevölkerung auf wachsenden Widerstand stößt. Zudem hat am 22. Juni 1941 der Krieg gegen die Sowjetunion begonnen. Im Spätsommer stockt der Vormarsch der deutschen Armee im Osten. Die Alliierten greifen deutsche Städte mit Bombern an. Eine Auseinandersetzung in der Heimat kann sich Hitler während des Russlandfeldzuges nicht leisten, zumal die Angst umgeht, schwer verletzte Soldaten würden ebenfalls ein Opfer der »Euthanasie«. Ob die mutigen Predigten des Bischofs von Münster, Graf Galen, Anfang August 1941 den Stopp veranlasst haben, ist fraglich. Galen ist aber der erste Kirchenführer, der die Tötungen »unproduktiver Menschen« als Verstoß gegen das göttliche Gebot »Du sollst nicht töten« bei einer Predigt in der St. Lamberti-Kirche in Münster in aller Öffentlichkeit beim Namen nennt – 18 Monate nach Beginn des Massenmords. Seine Predigt wird rasch als Mitschrift in den Gemeinden verbreitet, vom Londoner Rundfunk gesendet und als Flugblatt über Deutschland abgeworfen.

Einen offiziellen Stopp der Vergasungsmorde hat es nie gegeben, geändert werden die Mordmethoden und die Auswahl der Opfer:

- In den Gasmordanstalten Bernburg, auf dem Sonnenstein bei Pirna und in Hartheim/Linz beginnen die tausendfachen Vergasungen von KZ-Insassen. Dies ist die erste systematische Massentötung im KZ-System und wird in der Literatur als »Aktion 14f13« bzw. »Sonderbehandlung 14f13« bezeichnet. 14f ist in der Tätersprache die Abkürzung für »Todesfälle im KZ«, 13 bedeutet »Vergasung«.[284]

---

284 Astrid Ley: Krankenmord im Konzentrationslager. Die »Aktion 14f13«. In:

- Die systematische Ermordung Behinderter und psychiatrisch Erkrankter wird in ausgewählten staatlichen Heil- und Pflegeanstalten und »Kinderfachabteilungen« durch Hungerkost und Medikamentenüberdosierung fortgeführt und geht nicht selten bis über das Kriegsende hinaus weiter. In der Heil- und Pflegeanstalt Lüneburg wird im Oktober 1941 ebenfalls eine »Kinderfachabteilung« eingerichtet. Allein hier werden 300-350 Kinder durch Medikamente ermordet, mindestens weitere 100-150 Kinder und Jugendliche werden Opfer von Mangel- und Fehlversorgung.[285] Man muss davon ausgehen, dass reichsweit etwa 200.000 bis 250.000 Kranke auf ihren Stationen hinter Krankenhausmauern in den Tod geführt werden.
- Die »T4« Zentrale in Berlin wird nicht aufgelöst, sämtliche Abteilungen arbeiten unter ihrem Tarnnamen weiter. Auch die Erfassung der Kranken mit Meldebögen und die anschließende medizinische Begutachtung laufen weiter. Nach kriegsbedingten Zerstörungen wird die zentrale Dienststelle 1943 in das Haus Schoberstein am Attersee (bei Linz) verlagert (unweit der Vergasungsanstalt Schloss Hartheim).
- Die Medikamentenmorde finden nicht in allen Reichsteilen gleichmäßig statt. Die Frage weiterer Tötungen hängt jetzt von der Haltung der Anstaltsträgerbehörde und den jeweiligen verantwortlichen Ärzten ab. Es entwickeln sich, wie in der Anstalt Lüneburg, Schwerpunktgebiete der Morde insbesondere in solchen Regionen, die sich auch schon bei der zentral gelenkten Mordaktion, »Aktion T4«, besonders stark engagiert haben. In Anlehnung an Heinz Faulstich spricht man im Hinblick auf die Wiederaufnahme von Krankenmorden in den Anstalten am besten von einer »regionalen »Euthanasie«.

»»Euthanasie« und Holocaust«, Jörg Osterloh/ Jan Erik Schulte (Hg.), Paderborn 2022, S.195.

285 Siehe: https://www.pk.lueneburg.de/gedenkstaette-kinderfachabteilung/

Von der »Euthanasie« zum Holocaust

»Aktion T4«: »Vorschule für Polen«[286]

»Der unerwartete Stopp der zentralgelenkten »Erwachsenen-Euthanasie« stellte die »T4« Leitung vor das Problem, ihre Organisation und ihr Personal trotz fehlendem Einsatzbereich zusammenzuhalten.«[287] Noch im Laufes des Jahres 1941 sollten die Männer, für die »Morden zum Beruf« geworden war, ein neues Betätigungsfeld finden. Die Führung der SS wartete auf morderfahrene und an Massenmord gewöhnte Männer, um die »Endlösung der Judenfrage« zu beschleunigen. So hatten die Täter der »T4« zum Beispiel im Gasmordzentrum Hadamar acht Monate lang jeden Monat zwischen 1.000 bis mehr als 2.000 hilflose Menschen im Gas ermordet und in 24 Stunden zu Asche verwandelt. Mit moralischen Skrupeln oder psychischer Schwäche, wie bei den Schützen der hunderttausendfachen Massenerschießungen durch die »Einsatzgruppen« im Rücken der Ostfront, war bei den menschlich verrohten Tätern aus den Gasmordzentren nicht zu rechnen. Nicht wenige Täter der Einsatzgruppen wurden zu Alkoholikern oder Psychopathen. Die Täter der »T4« hingegen »[...] waren es ja gewöhnt von der »Euthanasie«. [...] Man könnte sagen, das Umbringen war schon ihr Beruf.« so beschreibt Erich Bauer (1900–1980), ein ehemaliger Kraftfahrer der »T4«, 1975 vor Gericht die selbstverständliche Einbindung der »T4«-Täter in das tägliche Mordgeschehen in den Gasmordanstalten. »[ ] Das war doch das Gleiche gewesen, nur in kleinerem

---

286 Zitiert nach: Sara Berger: Das Umbringen war schon ihr Beruf. Das Personal der »Aktion T4« in den Vernichtungslagern der »Aktion Reinhardt«. In: »»Euthanasie« und Holocaust«, Jörg Osterloh/ Jan Erik Schulte (Hg.), Paderborn 2022, Ebd. S. 267. Wortwahl des Vorsitzenden in der Hauptverhandlung gegen Josef Hirtreiter, 05.07.1948, HHStA Wiesbaden, Abt. 461, Nr. 35253, Bl. 7–12.

287 Jan Erik Schulte: Die NS-Krankenmorde, die »Aktion Reinhardt« und Auschwitz. In: »»Euthanasie« und Holocaust«, Jörg Osterloh/ Jan Erik Schulte (Hg.), Paderborn 2022, S. 298/99.

Maßstab.[ ]«[288] Erich Bauer wurde in Sobibor zum »Gasmeister« befördert. Die ehemaligen »T4«-Täter sollten für die Ausführung der millionenfachen Massenmorde in den Lagern Belzec, Sobibor und Treblinka unersetzlich werden. Denn nach den Worten des Vorsitzenden 1948 in einer Hauptverhandlung gegen einen »T4«-Täter, waren die »Euthanasie«-Morde, eine »Vorschule für Polen«.[289]
Die Kontinuität von den Massenmorden der »Euthanasie«-Aktion »T4« zum millionenfachen Massenmord der »Aktion Reinhardt« ist seit mehr als siebzig Jahren bekannt. In mehreren Gerichtsverfahren (1950[290], 1966[291],

288 Aussage von Erich Bauer im Gomerski-Wiederaufnahme-Prozess, 27.01.1975, Landesarchiv Berlin, B Rep. 058 Nr. 1578, zitiert nach Sara Berger, ebd. S. 267.

289 Zitiert nach ebd. S. 267. Wortwahl des Vorsitzenden in der Hauptverhandlung gegen Josef Hirtreiter, 05.07.1948, HHStA Wiesbaden, Abt. 461, Nr. 35253, Bl. 7-12.

290 Erich Bauer, der »Gasmeister« von Sobibor, wurde 1949 von einem überlebenden Häftling in Berlin wiedererkannt und angezeigt. Das Berliner Landgericht verurteilte Bauer wegen Verbrechen gegen die Menschlichkeit auf Basis des Kontrollratsgesetzes Nr. 10 am 8. Mai 1950 zum Tode. Die Todesstrafe wurde jedoch in eine lebenslange Zuchthausstrafe umgewandelt, da das Grundgesetz die Todesstrafe nicht vorsieht.
Aufgrund einer Aussage Josef Hirtreiters, der bereits 1946 aufgrund des Ermittlungsverfahrens bezüglich der Tötung Behinderter in der »Euthanasie«-Anstalt Hadamar festgenommen und 1951 im ersten Treblinka-Prozess zu lebenslanger Haft verurteilt wurde, ermittelte die Staatsanwaltschaft Frankfurt am Main einige Mittäter, die in Sobibor eingesetzt waren. Die Verhandlung vor dem Landgericht Frankfurt am Main endete am 25. August 1950 mit der Urteilsverkündung.
Siehe: https://de.wikipedia.org/wiki/Sobibor-Prozess

291 Der von der Öffentlichkeit kaum beachtete Prozess gegen die zwölf Angeklagten fand vom 6. September 1965 bis zum 20. Dezember 1966 vor dem Landgericht Hagen statt. Vor dem Landgericht Hagen erging am 15. Januar 1965 der Beschluss, gegen sieben Angeklagte kein Hauptverfahren zu eröffnen, da sie sich zur Tatzeit in einem Putativnotstand befunden hätten. Unter diesen sieben Angeklagten befanden sich fünf bereits im Belzec-Prozess Beschuldigte, und zwar Dubois, Fuchs, Jührs, Unverhau und Zierke. Im Gegensatz zu dem Belzec-Verfahren folgte das zuständige Oberlandesgericht Hamm diesem Beschluss nicht, daher wurde gegen alle Angeklagten das Hauptverfahren eröffnet. Während des Prozesses wurden

1970[292]) wurde die Täterschaft des ehemaligen »T4«-Personals im Rahmen der »Endlösung der Judenfrage« nachgewiesen.
»Die Beendigung der »Euthanasie«morde und der Beginn der Endlösung in der zweiten Jahreshälfte 1941 fallen zeitlich in etwa zusammen. Das nicht mehr benötigte Personal der »Euthanasie«anstalten« [...] war an systematische Massentötungen gewöhnt. Es schien daher besonders geeignet bei Durchführung der »Endlösung« verwendet zu werden. Die Kanzlei des Führers stellte in der Folgezeit nach und nach 92 Angehörige des »Euthanasie«programms dem SS- und Polizeiführer Globocnik für die Aktion Reinhard zur Verfügung.«[293]
Nach neueren Forschungen sind von der Berliner »T4«-Zentrale seit Herbst 1941 insgesamt 117 Männer[294] aus den sechs Gasmordanstalten in die eilig aus dem Boden gestampften Vernichtungslager der »Aktion Reinhardt« »schubweise in den Osten abgestellt«[295] worden. Im Zuge der »Aktion Reinhardt«[296] wurden zwischen Juli 1942 und Oktober 1943 etwa 1,6 bis 1,8 Millionen Juden sowie rund 50.000 Roma und Sinti aus den fünf Distrikten des Generalgouvernements (Warschau, Lublin, Radom,

---

mindestens 24 Zeugen vernommen, auch in den Vereinigten Staaten und Israel.
Siehe: https://de.wikipedia.org/wiki/Sobibor-Prozess

292 Gegen den ehemaligen Lagerkommandanten von Sobibor und Treblinka, Franz Stangl, der während des Hagener Prozesses noch als vermisst galt, wurde 1970 vor dem Landgericht Düsseldorf ebenfalls verhandelt, wobei in diesem Prozess im Wesentlichen seine Verbrechen in Treblinka im Vordergrund standen. Er wurde 1970 wegen gemeinschaftlichen Mordes an mindestens 400.000 Juden zu lebenslanger Haft verurteilt.
Siehe: https://de.wikipedia.org/wiki/Franz_Stangl

293 Zitiert nach: E. Klee, Dokumente zur »Euthanasie«, 1997, S. 277/278, Zitat aus dem Urteil des Landgerichts Düsseldorf gegen Franz Stangl, Polizeibeamter der Tötungsanstalt Hartheim, später Lagerkommandant in Sobibor und Treblinka vom 22.12.1970, (8 Ks 1/69).

294 Berger, in Osterloh/ Schulte, 2022, S. 271.

295 Ebd., S. 257.

296 Der Tarnname der Aktion steht im Zusammenhang mit dem Vornamen Reinhard Heydrich, auf den Ende Mai 1942 ein Attentat mit tödlichem Ausgang verübt worden war.
Siehe: https://de.wikipedia.org/wiki/Aktion_Reinhardt

Krakau und Galizien) aber auch 25.000 Juden aus vielen europäischen Staaten in den Vernichtungslagern Sobibor, Belzec und Treblinka ermordet.[297]

»Die Vernichtung der Juden – eine gigantische Kopie der »Euthanasie«.«[298]

Die Vernichtungslager waren Gaskammern mit Gleisanschluss[299]. Der Pfiff einer ankommenden Lokomotive genügte, und die Täter standen bereit.[300] Kein Opfer überlebte den Ankunftstag, ausgenommen die »Arbeitsjuden« in den Lagerkommandos. Selektionen zur Aussonderung der Arbeitsfähigen wie in den KZs waren überflüssig. Vor allem waren die Täter in der Lage, die Erfahrungen aus den Tötungsanstalten der »T4« auf die Erfordernisse der neuen Situation anzupassen, die Gewalt wurde brutaler, die von den wenigen Tätern organisierte Tötungsmaschinerie radikaler, das Mordsystem wurde permanent erweitert und perfektioniert. Dadurch dass massenmorderfahrenes »T4«-Personal in den Vernichtungslagern eingesetzt wurde, ergeben sich auch die »strukturellen Ähnlichkeiten der beiden Mordaktionen«.[301] Ein möglichst kurzer Weg zur Gaskammer durch die mit den Zuggleisen[302] direkt verbundene Rampe zur täglichen »Anlieferung« tausender Opfer mit von der Reichsbahn organisierten Zügen,

297 Ebd. Treblinka (870.000 Ermordete), Belzec (600.000 Ermordete in sieben Monaten), Sobibor (250.000 Ermordete in 17 Monaten).

298 Ernst Klee, Dokumente, S. 278.

299 Stephan Lehnstaedt: Der Kern des Holocaust. Bełżec, Sobibór, Treblinka und die Aktion Reinhardt. C.H. Beck, München 2017, S. 58: »Und im Grunde waren alle drei Lager der Aktion Reinhardt ursprünglich ja nichts anderes: ein Bahnhof mit angeschlossenen Gaskammern – oder eher umgekehrt, Gaskammern mit Gleisanschluss.«

300 Aussage Gustav Münzberger, zitiert nach: Berger, in Osterloh/ Schulte, 2022, S. 267.

301 Ebd., S. 253.

302 Nach Angaben des Holocaust-Forschers Ytzak Arad sollen mehr als 480 Deportationszüge der Deutschen Reichsbahn von 393 polnischen Städten und Ghettos in die drei Vernichtungslager Belzec, Sobibor und Treblinka gefahren sein. Siehe: Science.ORF.at: 1,47 Mio. Opfer in nur drei Monaten. Bericht zur Studie von Holocaust-Forscher Yitzhak Arad. URL: https://science.orf.at/v2/stories/2956554/

Einrichtungen zum Auskleiden mit Verwertung der Kleidung und von Wertgegenständen.[303] Wie die Mordexperten die Todesangst ihrer Opfer kannten, so kannten sie die Methoden, ihre Opfer zu täuschen. Erst raubte man den Opfern Kleidung und alle Habe, dann »mit zwei, drei Scherenschlägen« ihr Haar[304] und als letztes ihr Leben.[305] Gehunfähige und verwaiste Kinder wurden sofort erschossen.

Die Leitungs- und Aufsichtsfunktionen lagen ausschließlich in den Händen der überschaubar kleinen Zahl von jeweils 20-40 deutschen und österreichischen »T4«-Tätern.[306] Gemeinsam mit wenigen »Volksdeutschen« und etwa 100-120 »Trawniki«-Männern[307], kollaborierenden sowjetischen Kriegsgefange-

303 Goldzähne, Schmuck.

304 »Zur Weiterverarbeitung für das Schuhwerk von U-Boot Besatzungen« Siehe: Andre, Thomas: SS-Führer Odilo Globocnik. Ein gewöhnlicher Massenmörder. Artikel auf Spiegel Kultur, 20.11.2014. URL: https://www.spiegel.de/kultur/gesellschaft/neues-buch-ueber-ns-massenmoerder-odilo-globocnic-a-1002708.html
Saul Friedländer: Kurt Gerstein oder die Zwiespältigkeit des Guten, München 2007, S. 99.
Gerstein berichtet: »Dann die Frauen und Mädchen zum Friseur, der mit zwei, drei Scherenschlägen die ganzen Haare abschneidet und sie in Kartoffelsäcken verschwinden lässt.«

305 Eine Pflichtlektüre ist der so genannte »Gerstein-Bericht«. In erschütternder Weise berichtet der SS-Obersturmführer Kurt Gerstein (1905-1945) über seinen Besuch des Vernichtungslagers Belzec am 18./19. August 1942. Siehe: Friedländer, Kurt Gerstein, 2007, S. 96-104.
»Über die Massenvergasungen von Juden, deren Augenzeuge er [Gerstein] wurde, hat er wiederholt unter Lebensgefahr Diplomaten und Geistliche informiert und damit maßgeblich zum Bekanntwerden des Holocaust bei den Alliierten beigetragen.« Ebd., Einführung.
An der Authentizität von Gersteins Schilderung besteht kein Zweifel.

306 Berger, in Osterloh/ Schulte, 2022, S. 259.

307 »Im »Ausbildungslager Trawniki der SS« wurden, wie es im SS-Jargon hieß, »fremdvölkische« Einheiten für den SS- und Polizeiführer von Lublin, Odilo Globocnik, aufgestellt und ausgebildet. Die Einheiten sollten in erster Linie im Rahmen der Aktion Reinhardt zur Ermordung der Juden im Generalgouvernement (deutsch besetztes Polen und die Ukraine) eingesetzt werden.« Siehe: https://de.wikipedia.org/wiki/SS-Ausbildungs-_und_Arbeitslager_Trawniki

nen, sogenannten »fremdvölkischen Hilfswilligen«, organisierten sie den Massenmord wie am Fließband mit bis zu mehreren hunderttausend Toten in einem Monat.[308] Die Büroleiter der Sonderstandesämter, ehemalige Polizisten, werden Lagerkommandanten. Soldaten der SS-Totenkopfverbände, zuvor »Leichenverbrenner«, werden ihre Stellvertreter oder Adjutanten.[309]
Nicht nur die in den Tötungskellern eingesetzten Männer überschreiten endgültig die Schwelle zum aktiven Morden. Bei der »T4« als Kraftfahrer, Landwirte, Pfleger, Transportbegleiter, in der Verwaltung oder als Fotografen noch am »Rand« der Tötungen eingesetzte Männer erschießen Kleinkinderwaisen neben den Massengräbern[310] oder »avancieren« wie Fotolaborant Arthur Matthes (1901–1978) zum Leiter des Vernichtungsbezirks in Treblinka.[311]

»SS-Sonderkommando« und zivile Angestellte der »Gemeinnützigen Stiftung für Anstaltspflege«

Eine hierarchische militärische Ordnung in den Lagermannschaften war überflüssig. Die Tätergemeinschaft organisierte sich selber. Sie verstand sich als »halb zivilen Haufen«[312] und nicht als SS-Sonderkommando. Die Verteilung der Aufgaben besprach man bei den Mahlzeiten und versuchte sich nach außen abzuschotten. Jeder hatte den Mordauftrag verinnerlicht. In den Lagern spielten

308 Lager Belzec: 36 »T4«-Täter, Sobibor: 53 »T4«-Männer, Treblinka: 55 »T4«-Täter.

309 Berger, in Osterloh/ Schulte, 2022, S. 261.

310 Ebd., S.270.

311 Ebd., S. 262/263.
Arthur Matthes, von Beruf Schneider und Krankenpfleger, wurde in Treblinka von Wirth zum Kommandanten des Lagers II und der Gaskammern und zum Killer im Lazarett ernannt. Matthes, in der Erinnerung von Jerzy Rajgrodzki, einem Häftling im Vernichtungsbereich: »Er hat die Häftlinge mit einem völlig ausdruckslosen, apathischen Gesichtsausdruck geschlagen, als gehörten die Schläge zu seinem Tagesablauf.« Im Ersten Treblinka-Prozess (1965) wurde er zu lebenslanger Haft verurteilt.
Siehe: The Treblika Perpetrators. An overview of the German and Austrian SS and Police Staff. URL: http://www.deathcamps.org/treblinka/perpetrators.html#Suchomel

312 Berger, in Osterloh/ Schulte, 2022, S. 266.

sich kaum beschreibbare Szenen ab: Die Täter schlugen, schossen, vergewaltigten, ergötzten sich an Wettbewerben im Morden von Säuglingen.

»Alle« früheren »T4«-Täter »wurden weiterhin von Berlin aus betreut. Führende Funktionäre der Organisation »T4« bzw. der Organisation »Kanzlei des Führers« kamen zu Inspektionen. Die nach Polen versetzten Männer waren weiterhin zivile Angestellte der »Gemeinnützigen Stiftung für Anstaltspflege«. Gesuche um Beurlaubung[313] oder Abberufung richteten die ehemaligen »T4-Mitarbeiter« an ihre alte Dienststelle in Berlin. Wöchentlich einmal lieferte ein Kurier der T4 aus Berlin Zusatzlöhnung und Post in die Lager. Diese Männer erhielten ihren Sold von ihrer alten Dienststelle. Sie wurden zu Mitgliedern der SS ernannt, mit SS-Diensträngen ausgestattet und mussten eine Geheimhaltungserklärung unterschreiben.«[314]

Auch 31 namentlich bekannte Männer der »T4« Tätergemeinschaft Hadamar haben ihr Mordhandwerk in den Vernichtungslagern der »Aktion Reinhardt« fortgesetzt: Kurt Arndt, Kurt Bolender, Max Bree, Kurt D., Werner Dubois, Karl Frenzel, Hubert Gomerski, Karl Gringers, Willy Grossmann, Gottlieb Hering, Josef Hirtreiter, Robert Jührs, Erwin Kainer, Johann Klier, Fritz Kraschewski (wahrscheinlich), Erwin Lambert, Werner Mauersberger, Willi Mentz, August Miete, Philipp Post, Wenzel Rehwald, Karl Schluch, Erich Schulz, Hans-Heinz Schütt, Erwin Stengelin, Franz Suchomel, Heinrich Unverhau, Christian Wirth, Franz Wolf und Ernst Zierke.[315] Sie waren dort keine Mitläufer, sie stellten mit ihrem »Know-how« den Kern der jeweiligen Vernichtungslager.[316]

---

313 Die »T4«-Mitarbeiter sollten sich weiter bei der »T4« »zu Hause fühlen«. So konnte das bei der Aktion Reinhardt eingesetzte Personal weiterhin Urlaub mit ihren Familien im »T4«-Ferienheim am Attersee machen. Berger, in Osterloh/ Schulte, 2022, S. 264.

314 Sara Berger: Experten der Vernichtung. Das »T4«-Reinhardt-Netzwerk in den Lagern Belzec, Sobibor und Treblinka. Studien zur Gewaltgeschichte des 20. Jahrhunderts, Hamburg 2013, S. 401–415.

315 Angaben siehe: http://www.deathcamps.org/euthanasia/hadamar.html

316 Johannes König: »Grausames Netzwerk«, Rezension des Vortrags von Dr. Sara Berger in der Gedenkstätte Hadamar, veröffentlicht in der Frankfurter Neuen Presse, 19.02.2014, URL: https://www.fnp.de/lokales/limburg-

Ohne die angesichts der monströsen Opferzahlen minimale Anzahl massenmorderfahrener »T4«- Täter wäre das Menschheitsverbrechen der »Aktion Reinhardt« niemals ausführbar gewesen! Die Männer hatten nur eine Aufgabe: täglich tausende Menschen zu ermorden. Die »Aktion Reinhardt« war der Höhepunkt des Hasses, der Gipfelpunkt des deutschen Antisemitismus: millionenfache brutale Vernichtung sogenannter »minderwertiger Fremdrassiger« ohne »Nutzen«.

wellburg/hadamar-ort88147/grausames-netzwerk-10930978.html

Anhang
Zeitgeschichtliche Einordnung

1 Schizophrenie: eine schwere Erkrankung

Schizophrene Störungen sind keine sehr häufigen Erkrankungen. Sie sind aber mit 15–20.000 Neuerkrankungen pro Jahr keine medizinische Rarität. Auch nach heutiger Auffassung gehen Fachleute davon aus, dass die schizophrenen Störungen zu den Krankheiten gehören, die das Leben der Betroffenen und ihrer Bezugspersonen am meisten belasten. Sie »*sind hinsichtlich der ‚global burden of disease‘*[317] *durchaus mit großen Volksleiden wie Schlaganfall oder Diabetes mellitus zu vergleichen.*«[318]

Schizophrenie ist vornehmlich durch die Kernsymptome Wahn, Sinnestäuschungen und Denkstörungen charakterisiert. Wahn, Sinnestäuschungen oder Halluzinationen werden als »positive Symptome« bezeichnet, d.h., dass zu den normalen psychischen Abläufen die genannten Kernsymptome als krankhafte Phänomene hinzutreten. Unter negativen Symptomen versteht man die Minderung normaler Leistungen wie Aufmerksamkeit, Verflachung des Gefühlserlebens, Verlangsamung von Sprache und Bewegung, Minderung von Spontaneität und Initiative.

Die häufigste Form schizophrener Sinnestäuschungen ist das Hören menschlicher Stimmen. Optische Sinnestäuschung (Halluzinationen) sind seltener. Typische Denkstörungen sind der Eindruck der kurzfristigen Unterbrechung des Gedankengangs, das Gefühl fremde Gedanken denken zu müssen, eigene Gedanken weggenommen zu bekommen oder auch, dass die eigenen Gedanken die Gedanken anderer beeinflussen oder von Fremden mitgelesen werden können.

---

317 »Global burden of disease« (engl.) = Globale (umfassende) Lebensbelastung.

318 Joachim Klosterkötter: Indizierte Prävention schizophrener Erkrankungen. In: Deutsches Ärzteblatt, Jg. 105, Heft 30, 25. Juli 2008, S. 532–539. »In Deutschland werden pro Jahr etwa 19 Neuerkrankungen pro 100.000 Einwohner diagnostiziert; d. h. bei einer Einwohnerzahl Deutschlands von 82,3 Millionen ist im Jahr mit etwa 15.600 neu diagnostizierten Schizophrenieerkrankungen zu rechnen.« Themenheft Schizophrenie 2010, S. 16.

Die mitunter bizarr-irreale Gedankenwelt der an Schizophrenie Erkrankten lässt sich aus der Logik unserer Alltagserfahrung kaum verstehen. Die ungewöhnlichen Symptome der Psychose *»spiegeln Ängste und Verzweiflung, Hoffnung und Freude des Erkrankten wider«* und sind *»nichts anderes als Gedanken, Phantasien und Traumbilder, wie wir sie alle kennen, angenehmer oder unangenehmer, grotesker oder harmloser Art, nur, dass der Erkrankte die Fähigkeit verloren hat, sie als seine eigenen Schöpfungen wahrzunehmen.«*[319]
Gerade in der ersten psychotischen Episode sind die Betroffenen zutiefst verunsichert, da sie unerwartet aus den für sie bisher gültigen Strukturen von Wahrnehmung, Einsicht und Kommunikation herausfallen. Die Angehörigen wiederum glauben, jeden Zugang zum Verständnis des Erkrankten verloren zu haben.[320]
Nach heutigem Verständnis ist klar, dass schizophrene Erkrankungen nicht den Kern der Persönlichkeit zerstören. Auch schreiten schizophrene Krankheitsprozesse nicht unaufhaltsam zu einer totalen Demenz fort. Diese ungünstige Krankheitsentwicklung war auch die Folge langjähriger Anstaltsunterbringung (bis in die 1970er Jahre) mit Ausschluss der Erkrankten vom sozialen und geistigen Leben. Schizophrene Erkrankungen weisen ein hohes Maß an Vielgestaltigkeit ihrer mitunter lebenslangen Verläufe auf.[321] Charakteristisch sind in unregelmäßigen Abständen auftretende psychotische Episoden, die bei erfolgreicher Behandlung nur wenige Tage bis wenige Wochen bestehen und meist in ein Intervall mit negativen und depressiven Symptomen übergehen. Zwanzig Prozent aller Erkrankenden haben lebenslang nur eine einzige Episode.[322]
Die sozialen und beruflichen Folgen sind erheblich. Nur etwa dreißig Prozent der schizophren Erkrankten sind auf dem ersten Arbeitsmarkt integriert und über die Jahre voll erwerbstätig. Ein nicht unerheblicher Teil der Betroffenen ist dagegen erwerbsunfähig und auf öffentliche Unterstützung angewiesen.[323]

---

319 Heinz Häfner: Schizophrenie: Erkennen, Verstehen Behandeln, München 2018 (2. Aufl.), S. 8.

320 Ebd., S. 10.

321 Ebd., S. 11.

322 Ebd.

323 Themenheft Schizophrenie 2010, S. 19.

Heute weiß man, dass die psychiatrischen Symptome durch eine Stoffwechselstörung im Gehirn entstehen. Die Botenstoffe im Gehirn, die die Informationen der Nervenzellen untereinander übertragen, sind aus dem Gleichgewicht geraten. Eine wichtige Rolle spielen die Botenstoffe Dopamin, Serotonin und Glutamat. Die Ursachen sind, ebenso wie die Formen der Schizophrenie, vielfältig und Gegenstand laufender Forschungen.

Wechselspiel von Umwelt und Genen

Nach heutigen Forschungsmodellen geht man davon aus, dass die Erkrankung durch ein Wechselspiel von Umweltfaktoren und Genen ausgelöst wird. Je näher dabei eine Person mit einem Betroffenen verwandt ist, desto höher ist das Erkrankungsrisiko. Die Wahrscheinlichkeit an einer Schizophrenie zu erkranken ist bei Verwandten 1. Grades auf 5 % bis 15 %, bei eineiigen Zwillingsgeschwistern eines schizophren Erkrankten auf 45 % bis 50 % gegenüber 1 % bei der allgemeinen Bevölkerung erhöht. Doch auch durch Infektionen während der Schwangerschaft kann das Risiko steigen, an einer Schizophrenie zu erkranken. Die Tatsache, dass das Erkrankungsrisiko bei eineiigen Zwillingen nicht 100 % beträgt, macht deutlich, dass noch andere Faktoren an der Krankheitsentstehung beteiligt sein müssen.

2 Schizophrenie im Wissen der damaligen Zeit: »leer gebrannte Ruinen«

Als Oskar Pohlmann in der Heil- und Pflegeanstalt Lüneburg aufgenommen wird, kann er sich die Vorstellungen, die die Anstaltsärzte im Hinblick auf Verlauf und Prognose mit seinem Krankheitsbild verbinden, wohl kaum ausgemalt haben. Aus damaliger psychiatrischer Sicht ist die Schizophrenie eine chronisch verlaufende, nicht behandelbare Erkrankung mit einer hoffnungslosen Prognose.

Ein Blick in ein zeitgenössisches »Lehrbuch der Neurologie und Psychiatrie«[324] bestätigt diese trostlose Sicht:

---

324 Gottfried Ewald: Lehrbuch der Neurologie und Psychiatrie, Berlin/München, 2. Auflage 1948.

»Die Schizophrenie ist die häufigste aller geistigen Störungen. [...] Sie ist eine Erkrankung mit ausgesprochener Neigung zum Fortschreiten und führt in einem sehr hohen Prozentsatz zu dauernder ‚Verblödung'. Die Großzahl der geistigen Ruinen, die sich in Heil- und Pflegeanstalten befinden, sind schizophrene Endzustände.«[325]
Verfasser des Lehrbuchs ist Prof. Dr. Gottfried Ewald, langjähriger Direktor der Göttinger Universitätsnervenklinik. Mit Ewald äußert sich ein Gegner der nationalsozialistischen »Euthanasie«-Politik[326], obwohl er das rassenhygienische Programm der Nazis als Befürworter der Zwangssterilisationen[327] unterstützt hat. Für Ewald handelt es sich bei der Schizophrenie um einen zerstörerischen Prozess, der im Verlauf »immer die Richtung auf den schizophrenen Persönlichkeitszerfall« behalte. In den schlimmsten Fällen blieben nur »die leergebrannten Ruinen, Bewegungsautomaten, bestenfalls noch leidlich als Arbeitsmaschinen zu verwenden«[328] für einfache Tätigkeiten. Er bezeichnet »die Kranken« als »verändert, flach und gesenkt«; höchstens eine »leidliche äußere Fassade« könne wiederhergestellt werden.[329] Selbst in den Beschreibungen des langjährigen Psychiaters Ewald scheint man die selbst erlebte Unzulänglichkeit zu spüren, das Rätsel um das komplexe Krankheitsgeschehen Schizophrenie zu verstehen. Typisch für die Kranken sei, so Ewald, eine »Fremdartigkeit und ein Anderssein«, die über alle Möglichkeiten der Verständigung hinausgehen.
Da weder die Gedanken noch die Gefühle von schizophrenen Kranken nachvollziehbar seien, so notiert das Lehrbuch, bleibe nichts anderes übrig, als das äußere Verhalten dieser »rätselvollen Kranken« zu beschreiben und »sie ‚von außen her' zu

---

325 Ebd., S. 372.

326 Ablehnung der Gutachtertätigkeit für »Aktion T4« während einer Konferenz am 15. August 1940, Verfasser einer »Denkschrift« gegen die »Euthanasie«, Empfänger unter anderem Gesundheitsstaatssekretär Dr. Conti und Prof. Heyde, med. Leiter »T4«.

327 In der Anstalt Göttingen-Rosdorf wurden von 1934 bis 1940 461 Patienten zwangssterilisiert. Zitiert nach Christof Beyer: Gottfried Ewald und die »Aktion T4« in Göttingen. In: Der Nervenarzt, 2013, Bd. 84, S. 1049-1055, hier S. 1050.

328 Ebd., S. 395.

329 Ewald, Lehrbuch, S. 394.

betrachten«, um so den »Abwegigkeiten auf die Spur zu kommen«.[330] Der Blick der damaligen Psychiater und auch der von Gottfried Ewald auf ihre Patient:innen ist von einer Tradition geschult, die das äußere Krankheitsbild beschreibt, dem Innenleben der Patient:innen aber wenig bis gar keinen Raum gibt.

Als Ursache der Erkrankung dieser rätselhaften und selbst für den Psychiater schwer verstehbaren Erkrankung nennt Ewald ganz im »wissenschaftlichen« Denken seiner Zeit eine erbbiologische Veranlagung, die zu einem bestimmten Zeitpunkt »schicksalsmäßig« die Krankheit sich »entfalten« lasse.[331] Unter diesen eingefahrenen Vorstellungen war die Therapie einer genetischen Erkrankung nicht anders denkbar als durch Prävention: durch Zwangssterilisation. Damit war aber auch jede weitere wissenschaftliche Forschung zu diesem Krankheitsbild überflüssig.

Die entwürdigenden Zuschreibungen wie »leer gebrannte Ruinen«, »dauernde Verblödung« oder »Bewegungsautomaten« sind die seit Jahren benutzten Formulierungen. Sie lieferten bis 1945 in Wort und Geist den Vorwand und die Propaganda für die Massenvernichtung psychiatrisch erkrankter Menschen. Ewalds Darstellung wirkt wie eine Verurteilung der Betroffenen.

3 Operative »Unfruchtbarmachung«en sind Zwangsmaßnahmen

Die operative »Unfruchtbarmachung«en von Frauen und Männern sind eine tatsächliche Zwangsmaßnahme gegen den Willen der Betroffenen, die »gegebenenfalls auch unter Anwendung unmittelbaren Zwangs«, das heißt unter Einsatz der Polizei, durchgeführt wird. Selbst in den offiziellen Jahresberichten der Regierungspräsidenten werden 1936 für Lüneburg 50 Fälle und für Hildesheim 35 Fälle angegeben, in denen *»zur Durchführung der »Unfruchtbarmachung« erforderte Zwangsmaßnahmen«* notwendig waren.[332]

330 Ebd., S. 373.

331 Ebd., S. 396.

332 Raimond Reiter: Psychiatrie im Dritten Reich in Niedersachsen, Hannover 1997, Dokument 3/22 und 3/23, Jahresbericht über die Durchführung des

Die Sterilisationsoperation ist für geheilte oder beurlaubungsfähige »Anstaltskranke« die einzige Chance, legal aus der Anstalt entlassen zu werden – auch für Oskar Pohlmann. Für den Fall, dass er die Operation verweigert, müsste der 31-Jährige »freiwillig« und dauerhaft als Selbstzahler(!) in einer geschlossenen staatlichen Anstalt und damit »frei von Fortpflanzungsgefahr« verbleiben, *»eine wahre Gefangenschaft, welche erst mit dem Aufhören der Fortpflanzungsgefahr ein Ende nimmt.«*[333] *Denn: »Dem Messer entgeht ferner nur jener Selbstzahler, welcher sich in eine ›geschlossene‹ Anstalt flüchten kann oder will«*,[334] wie ein Kritiker 1934 formuliert. 1936 ist im Regierungsbezirk Lüneburg die »Unfruchtbarmachung« von 4 Männern wegen freiwilliger Aufnahme in einer Anstalt ausgesetzt worden.[335]

»Gesetzes zur Verhütung erbkranken Nachwuchses, S. 173 und S. 174.

333 »Im Jahr 1934 »wählten«, nach der Zählung des Reichsgesundheitsamts von 1936, über 674 Menschen den Weg in eine geschlossene Anstalt, 1935 waren es 504 (nicht in dieser Zahl enthalten sind diejenigen, die schon in einer Anstalt waren, in eine »geschlossene« überführt wurden und die Finanzierung selbst übernehmen mußten).«
Zitiert nach: Gisela Bock: Zwangssterilisation im Nationalsozialismus, Studien zur Rassen- und Geschlechterpolitik, Münster/Dortmund 2010 (Nachdruck der Erstausgabe 1986). S. 291/292.
In der ersten Durchführungsverordnung vom GzVeN vom 5. Dezember 1933 (Reichsgesetzblatt 1933, Bd. 1, S. 1021) wurde die Möglichkeit eingeräumt, die operative »Unfruchtbarmachung« durch einen freiwilligen Aufenthalt in einer geschlossenen Anstalt zu vermeiden.

»Der Eingriff ist auszusetzen, [...]. »Außerdem auch, wenn der Unfruchtbarzumachende in einer geschlossenen Anstalt verwahrt wird«. Diese müsste Gewähr dafür leisten, dass eine Fortpflanzung unterbleibt. Eine Aussetzung des Eingriffs war auch möglich, wenn sich der Unfruchtbarmachende freiwillig als Selbstzahler in eine geschlossene Anstalt begab, die diese o. g. Forderung erfüllte.« Zitiert nach: Drescher-Müller, 2008, S. 53/54.
Zitat aus Bock, Zwangssterilisation, S. 292.

334 Ebd., S. 292.

335 Reiter, Psychiatrie, Dokument 3/22, Jahresbericht.

4 »Erbgesundheitsgesetz«. »Gesetz zur Verhütung erbkranken Nachwuchses« (»GzVeN«)

Nach der politischen Machtergreifung die »Biologische Machtergreifung«

In weniger als sechs Monaten hat der NS-Staat seit dem 30. Januar 1933 während der so genannten »Nationalen Erhebung« Parlamentarismus und Demokratie beseitigt, jede politische Opposition ausgeschaltet, öffentliche Presse und bürgerlichen Widerstand zum Schweigen gebracht. Der NS-Staat verfügt von jetzt ab als totalitäre Diktatur in einem Ein-Parteien-Staat über die Mittel, die *»rassische Aufartung«* des *»deutschen Volkes«* durch gesundheitspolitische Zwangsmaßnahmen als eines seiner ersten und wichtigsten Vorhaben einzuleiten. Vorangegangen war im Juni und Anfang Juli 1933 die Auflösung der letzten oppositionellen Parteien. Erst danach wagte man, das Sterilisationsgesetz einzuführen.

Den nationalsozialistischen Machthabern war die Bedeutung des Sterilisationsgesetzes, das im Gegensatz zu den bisherigen Gewaltmaßnahmen gegen Juden, Kommunisten oder Gewerkschafter die gesamte deutsche Bevölkerung betraf, bewusst.[336] Das Sterilisationsgesetz – das »Gesetz zur Verhütung erbkranken Nachwuchses« – ist daher *»neben der politischen und antisemitischen »Machtergreifung« der Nationalsozialisten«* zu Recht als *»biologische Machtergreifung«*[337] bezeichnet worden. Die *»Machtergreifung«* betraf also nicht nur das öffentliche und politische Leben, sondern bedeutete einen tiefen Eingriff in das private Leben der Menschen.[338] Mit dem *»GzVeN«* hatte sich die nationalsozialistische Diktatur *»das Primat und die Autorität des Staates« »auf dem Gebiet des Lebens, der Ehe und der Familie endgültig ge-*

336 Stefan Berninger: Zwangssterilisation im Nationalsozialismus. Eine Beschreibung der Praxis der Zwangssterilisationen im Nationalsozialismus mit Auswertung der Quellen zu Mannheim, Magisterarbeit 1992, S. 42/43.

337 Zitiert nach Wolfgang U. Eckart: »Gegebenenfalls unter Anwendung unmittelbaren Zwangs«. Sterilisation und »Euthanasie« in der nationalsozialistischen Vernichtungspolitik (Vortragsfassung), Vortrag am 22. Mai 2001 im Dokumentations- und Kulturzentrum Deutscher Sinti und Roma in Heidelberg, S. 7.

338 Zitiert nach: Berninger, Zwangssterilisation, S. 36.

sichert«.[339] Dieses Gesetz macht den NS- Staat zum erbbiologischen Überwachungsstaat.

Der NS-Staat: ein gigantisches rassistisches »Zuchtprojekt«
Von nun an hatte der faschistische Staat einen institutionalisierten Zugriff auf jeden Volksgenossen, konnte über dessen »*Wertigkeit*« für den Staat und die Allgemeinheit entscheiden und damit »*schädliche*« Fortpflanzung verhindern.[340] Damit wird die Entscheidung über Fortpflanzung und Wert oder »*Minderwertigkeit*« verstaatlicht. Der NS-Staat ist, so kann man zusammenfassend sagen, ein in quantitativer und qualitativer Hinsicht »*gigantisches rassistisches Zuchtprojekt*« zur »*Aufartung des deutschen Volkes*«.[341]
Das Gesetz wird vom Hitler-Kabinett am 14. Juli 1933 zusammen mit dem »Gesetz gegen die Neubildung von Parteien« und weiteren Gesetzen gegen Juden[342] und politische Gegner beschlossen. Um die Konkordatsverhandlungen mit dem Vatikan nicht zu gefährden, wird das Gesetz erst am 25. Juli 1933 veröffentlicht drei Tage nach dem Übereinkommen mit dem Heiligen Stuhl.
Das Gesetz sieht die Sterilisierung auch »*gegen den Willen der Unfruchtbarzumachenden*« und »*gegebenenfalls unter Anwendung unmittelbaren Zwangs*« bei

1. angeborenem Schwachsinn,
2. Schizophrenie,
3. zirkulärem (manisch-depressivem) Irresein,
4. erblicher Fallsucht (Epilepsie),
5. erblichem Veitstanz (Chorea Huntington),
6. erblicher Blindheit

---

339 Ebd., S. 36.

340 Ebd.

341 Asmus Nitschke: Die »Erbpolizei« im Nationalsozialismus. Zur Alltagsgeschichte der Gesundheitsämter im Dritten Reich, Wiesbaden 1999, S. 12.

342 »Gesetz über den Widerruf von Einbürgerungen und die Aberkennung der deutschen Staatsangehörigkeit« (geflüchteten Juden wird die Rückkehr nach Deutschland verwehrt), »Gesetz über die Einziehung volks- und staatsfeindlichen Vermögens«, »Gesetz gegen die Neubildung von Parteien«.

7. erblicher Taubheit,
8. schwerer erblicher körperlicher Missbildung, sowie
9. schwerem Alkoholismus vor.[343, 344]

Polizeigewalt keine Ausnahme

Der rasche Aufbau von 205 »Erbgesundheitsgerichten« und 26 »Obergerichten« bis 1935 unterstreicht die Dringlichkeit, mit der die »Unfruchtbarmachung« *»minderwertiger Deutscher«* betrieben wurde.[345] Die operativen »Unfruchtbarmachung«en lassen sich nicht selten nur mit polizeilichen Gewaltmaßnahmen durchsetzen. Die Rate unmittelbarer Polizeigewalt steigt von 7,7% im Jahr 1934 auf 9,4% im Jahr 1936.[346]

NS-Terrordiktatur: Zwangssterilisationen 30 mal häufiger als in den USA

Die Sterilisationsgesetzgebung ist keine Erfindung der Nazis. Sterilisationsgesetze wurden in 27 Staaten erlassen, auch in den

---

343 Zitiert nach Eckart, Vortrag 2001, S. 6.

344 Die für die verschiedenen neurologisch-psychiatrischen Krankheiten gewählten Fachbegriffe entsprechen nicht dem wissenschaftlichen Standard der damaligen Zeit, der auf der Würzburger Jahrestagung im Januar 1933 vom »Deutschen Verein für Psychiatrie« nach mehrjähriger Beratung verabschiedet wurde. Der »Würzburger Schlüssel« ist ein »Klassifizierungssystem für psychiatrische Krankheiten« und verzichtet ausdrücklich auf Kennzeichnungen wie »»angeborener« Schwachsinn« und »»erbliche» Fallsucht«. Lediglich für die extrem seltene Chorea Huntington (so genannter Veitstanz) ist der Vererbungsmodus bekannt.

345 Eckart, Vortrag 2001, S. 6.

346 Ebd., S. 8.
Ausführlicher bei Gisela Bock: »In zahlreichen Prozessen wurde Polizei eingesetzt; Angaben sind nur für die Einsätze zur Operation überliefert, nicht für die polizeilichen Vorführungen beim Amtsarzt, die polizeilichen Einweisungen in eine Klinik zur Beobachtung, die polizeilichen Fahndungen nach Geflohenen; sie dürften die Anzahl der Operations-Einsätze bei weitem übertreffen. Das Reichsgesundheitsamt berechnete aufgrund der eingegangenen Akten, daß 1934 und 1935 je 2.470 bzw. 6.120 Personen, also 7,7% bzw. 8,4% aller Sterilisierten, mittels Polizeigewalt zur Operationsklinik geschafft wurden; ihr Anteil stieg 1936 auf 9,4%.« Bock, Zwangssterilisation, S. 310.

sozial fortschrittlichen skandinavischen Staaten.[347] Doch nur aus zwei Ländern sind gesetzliche Bestimmungen über zwangsweise vorgenommene Sterilisationen an geschäftsfähigen Anstaltsinsassen bekannt, bei denen weder die Betroffenen noch die gesetzlichen Vertreter angehört werden müssen: Im faschistisch-autoritären Estland und im demokratischen Rechtsstaat der USA. Allerdings ist in keinem Land der gesetzlich verankerte Sterilisationszwang auf die gesamte Bevölkerung ausgedehnt und so radikal umgesetzt worden wie im Hitler-Faschismus. *»Bezogen auf die Bevölkerungszahl wurde in Deutschland vor 1945 über 30mal so häufig sterilisiert wie in den USA«*[348] *»Dies war nur in einer Diktatur und in einem Polizeistaat, wie er sich in Deutschland entwickelt hatte, durchsetzbar.«*[349]

5 »Erbgesundheitsgerichte«

»Erbgesundheitsgerichte« sind Sterilisationsgerichte. Neunzig Prozent aller Verhandlungen enden mit einem Sterilisationsbeschluss. Die Erbgesundheitsgerichte (EG) sind den Amtsgerichten angegliedert und entscheiden über Sterilisation, Kastration und Abtreibung.[350] Sie sind mit einem Amtsrichter als Vorsitzendem, einem beamteten Arzt und einem weiteren für das Reich approbierten Arzt beliebiger Fachrichtung besetzt, der *»mit der Erbgesundheitslehre besonders vertraut«* zu sein hat (§ 6, Abs.1, »GzVeN«). Nur nichtjüdische Männer dürfen Richter sein, obwohl fünfzig Prozent aller Zwangssterilisierten Frauen sind. Wenigstens einer der beiden ärztlichen Beisitzer soll Psychiater oder psychiatrisch geschult sein. Durch das Sterilisationsgesetz werden Ärzte zu Richtern, die durch Stimmenmehrheit den Juristen

347 »In Schweden wurden aufgrund des Sterilisationsgesetzes von 1934 binnen fünf Jahren 1.918 Personen sterilisiert, in Dänemark aufgrund des Gesetzes von 1929 8.600 in 24 Jahren.« Zitiert nach: Ebd., S. 258.

348 Ebd., S. 242.

349 Berninger, Zwangssterilisation, S. 56.

350 Reichsweit sind 205 »Erbgesundheitsgerichte«, die man nach ihrem Auftrag »Sterilisationsgerichte« nennen muss, als erste Instanz und 26 Obergerichte (EOG) als Revisionsinstanzen eingerichtet worden. Von den insgesamt 10.000 Richtern und Staatsanwälten sind etwa 500 mit Erbgesundheitssachen befasst. Siehe Bock, Zwangssterilisation, S. 198.

als Vorsitzenden und medizinischen Laien überstimmen können. Ärzte übernehmen im gesamten rassistischen Vernichtungsprozess der Nazis eine Schlüsselrolle.

Freiwillige Gerichtsbarkeit: kein Verhandlungsgrundsatz

Die Verfahren vor den so genannten Erbgesundheitsgerichten sind wie Betreuungs- oder Vormundschaftssachen der freiwilligen Gerichtsbarkeit zugeordnet. Für diese Verfahren gibt es keine Beweisaufnahme mit der Vorlage von relevanten objektiven Beweismitteln. Nicht Kläger und Angeklagter agieren vor den Erbgesundheitsgerichten, sondern Antragsteller Amtsarzt/Psychiater/Anstaltsleiter und Antragsgegner der/die angeblich »*Erbkranke*«. Zudem fällen die Gerichte keine Urteile, sie fassen lediglich Beschlüsse. Das ausschließlich den erbbiologischen Denkmustern verpflichtete Richterkollegium ist berechtigt, eigenständige Ermittlungsarbeit »*von Amts wegen*« aufzunehmen. Da ausschließlich solche Gutachten Gehör finden, die mit der »*Rassenlehre*« übereinstimmen, wird die Beweisführung gezielt im Sinn der »*nationalsozialistischen Rassenhygiene*« ausgerichtet. Die Verhandlungen werden mündlich in Abwesenheit[351] des Betroffenen geführt.

6 »Erbgesundheitsgericht« Lüneburg

Hohe Zahl dokumentierter Zwangssterilisationen in Lüneburg

Vor dem Lüneburger Erbgesundheitsgericht sind zwischen 1934 und 1945 mindestens 2.358 Fälle verhandelt worden.[352] Durch die

---

351 In Relation zur Beweiskraft von Akten, schriftlichen Gutachten und Zeugnissen verspricht man sich von den persönlichen Ausführungen des vermeintlich »Erbkranken« ohnehin kaum Informationen. Allerdings wird durch einen Runderlass des Justizministers im Mai 1935 den Betroffenen ein grundsätzlicher Anspruch auf persönliche Vernehmung zugestanden. Daraufhin sind die Betroffenen bei den Verhandlungen häufiger als Antragsgegner anwesend. Siehe: Ebd., S. 287 f.

352 Rudnick, Carola S.: Katalog zur Sonderausstellung: »Schwachsinn wurde hier nicht festgestellt.« Zwangssterilisation in Lüneburg. Abschnitt: »Dimensionen der Zwangssterilisation in Lüneburg«, unter Mithilfe von Diana Bachmann, Michelle Dzionara, Lena Gemke, Tabea Marlene Gruss, Marie John, Laura Meyer, Elena Racolta, Rilana Trobisch, Husum 2017, S. 18–21.

intensiven Forschungen von Dr. Carola S. Rudnick lassen sich 504 ausgeführte Sterilisationen durch Gerichtsbeschluss und Nachweis der operativen »Unfruchtbarmachung« vollständig belegen.[353] In 300 weiteren Einzelfällen ist das Aktenmaterial unvollständig. Insgesamt sind also über 800 Verfahren vor dem Erbgesundheitsgericht Lüneburg überliefert. Aber selbst diese Zahl gibt nur ein *»Minimum der Dimension der Zwangssterilisation in Lüneburg wieder«*,[354] wie die Leiterin der »Euthanasie«-Gedenkstätte betont. Die meisten Sterilisationen (etwa sechzig Prozent) wurden in den ersten 4 Jahren durchgeführt. Bei der Durchsicht der Krankenakten finden sich immer wieder unentdeckte Nachweise vollstreckter *»Unfruchtbarmachung«en«*, wie zum Beispiel im Fall von Oskar Pohlmann.

Täter: Ärzte und Juristen

Das Erbgesundheitsgericht hat seinen Sitz beim örtlichen Amtsgericht am Markt mit Zugang über einen Seiteneingang an der Bardowicker Straße. Das Einzugsgebiet des Lüneburger Gerichts umfasst die Landkreise Lüneburg, Harburg, Uelzen, Celle und Lüchow-Dannenberg. Einer der drei verbeamteten ärztlichen Richter ist Dr. Max Bräuner, seit 1. Januar 1936 Direktor der Landes-Heil- und Pflegeanstalt Lüneburg. Bräuner nimmt ebenso wie Amtsarzt Rohlfing[355] 1934 an einem rassenhygienischen Schulungskurs am Berliner Kaiser-Wilhelm-Institut für Anthropologie, menschliche Erblehre und Eugenik bei Prof. Eugen Fischer teil.[356] Fischer war

353 Stand Januar 2017.

354 Rudnick, Katalog 2017, S. 19.

355 Ebd., S. 33–44, hier S. 36.

356 Eugen Fischer (1874 – 1967) Gründungsmitglied und erster Direktor des Berliner Kaiser Wilhelm Instituts für Anthropologie, menschliche Erblehre und Eugenik von 1927 bis 1942. Er war ein führender Befürworter der Rassengesetze und damit in die Verbrechen der Nationalsozialisten verstrickt. 1933 sorgte Fischer als Rektor der Berliner Universität für die Entlassung vieler jüdischer Wissenschaftler. Er unterstützte als Redner die Bücherverbrennung am 10. Mai 1933. 1937 setzte er mit anderen Professoren die (auch damals illegale) Zwangssterilisierung vieler sogenannter »Rheinbastarde« durch. Er war Richter am Erbgesundheitsobergericht in Berlin, »Generalarzt für rassenbiologische

ein einflussreicher Wegbereiter der nationalsozialistischen Rassentheorie. Weitere verbeamtete ärztliche Richter sind der Lüneburger Amtsarzt Dr. Hans Rohlfing und der Amtsarzt aus Lüchow. Bräuner nimmt als Psychiater und Leiter der örtlichen psychiatrischen Heil- und Pflegeanstalt innerhalb des Richterkollegiums eine herausragende Rolle ein. Ein großer Teil der im »Sterilisationsgesetz« gelisteten Erkrankungen fällt in sein Fachgebiet. Damit geraten die meisten Kranken seiner Anstalt unmittelbar in den Zugriff des Sterilisationsgerichts.

Langjähriger Vorsitzender Richter ist der Lüneburger Amtsgerichtsdirektor Dr. Edzard Stölting NSDAP-Parteigenosse und SA-Mitglied. Stölting hat bis zu seiner Einberufung 1940 mehr als 500 Verfahren als Vorsitzender Richter geführt. Er hat nur 64 Zwangssterilisationen abgelehnt.[357]

Der Lüneburger Amtsarzt Hans Rohlfing[358] ist ein fanatischer Rassenhygieniker,[359] der bis zum 1.Oktober 1944 an jedem Sterilisationsverfahren entweder als amtsärztlicher Gutachter oder als gerichtsärztlicher Richter beteiligt und hauptverantwortlich für

---

Fragen« der Reichsstelle für Sippenforschung. Er schrieb zusammen mit Erwin Bauer und Fritz Lenz das Werk »Grundriss der menschlichen Erblichkeitslehre und Rassenhygiene«, in späteren Auflagen (bis 1936) »Menschliche Erblichkeitslehre und Rassenhygiene«. Dies hatte Einfluss auf die nationalsozialistischen Rassentheorien und die Aktion T4. Zitiert nach: https://de.wikipedia.org/wiki/Eugen_Fischer_(Mediziner), letzter Zugriff 23.12.2022.

357 Carola S .Rudnick: Ausstellung »Zwangssterilisation in Lüneburg«, Januar 2017, zitiert nach dortiger Schautafel.

358 Dr. Hans Rohlfing wurde wegen früherer Mitgliedschaft in der Uelzener Freimaurer-Loge (1923-1928) die Aufnahme in die NSDAP trotz prominenter Fürsprache von Gauleiter Telschow und Reichsgesundheitsführer Dr. Conti verwehrt. Die nicht gewährte Parteimitgliedschaft verzögerte eine Beförderung des linientreuen Sterilisationsaktivisten zum Oberregierungs- und Medizinalrat um viele Monate, die erst am 02.11.1944 durch eine im Führerhauptquartier ausgestellte Ernennungsurkunde erfolgte. Siehe: Rudnick, Katalog 2017, S. 33-44, hier S. 40/42.

359 Zitiert nach: Ebd., Schautafel Hans Rohlfing: Rohlfing »meldet schon 1938 dem Amt für Volksgesundheit dass in seinem Einzugsgebiet 80% aller »Erbkranken« und »erbkranken Familien« erfasst seien.«

mindestens 481 Sterilisationen ist.[360]
NSDAP-Parteigenosse Dr. Max Bräuner ist »*Als ärztlicher Richter am Erbgesundheitsgericht*« *an einem Großteil der Verfahren beteiligt und* » *[ ] für mindestens 380 Sterilisationen verantwortlich*«,[361] wie Carola Rudnick nach Auswertung aller vorhandenen Akten des Erbgesundheitsgerichts zeigen kann. Bräuner hat die rassenhygienischen Maßnahmen »*vorbehaltlos*« unterstützt«.[362]
Opfer sind zu 47,7 % Männer und 52,5 % Frauen im Alter zwischen 14 und 63 Jahren.363 Das Durchschnittsalter beträgt 28 Jahre, die betroffenen Frauen sind in der Regel jünger als die Männer.[364] Die Operationen erfolgen zu 85 % im Städtischen Krankenhaus Lüneburg, aber auch im Allgemeinen Krankenhaus Harburg, in der Landesfrauenklinik Celle, im St.-Viti-Krankenhaus Uelzen und in Hamburger Krankenhäusern.[365]

Das Primat der nationalsozialistischen Rassenhygiene in Justiz und Medizin

»*Rechtswahrer und Ärzte müssen es lernen, in Geschlechtern zu denken.* Denn »*Der Richter muss sich stets die Bedeutung auch nur eines Erbkranken für die Zerstörung der Volksgesundheit vergegenwärtigen. Unausrottbar vererbt sich die kranke Anlage, wird nicht die Vererbung ausgeschlossen*«.[366]

7 Die »Unfruchtbarmachung« wird zur wichtigsten »Therapie« der Psychiater

Da medikamentöse Maßnahmen zur Behandlung der »Geisteskrankheiten« in den 1930er Jahren nur eingeschränkt zur Verfügung standen, wird den Ärzten die Zwangssterilisation als einzige »therapeutische« Option offeriert, um endlich die vermeintlich

360 Ernennung zum Oberregierungsrat und Medizinalrat am 02.11.1944 persönlich durch Adolf Hitler. Zitiert nach: Ebd.
361 Ebd., Schautafel Max Bräuner.
362 Ebd., S. 51.
363 Zitiert nach: Ebd., Schautafel.
364 Ebd.
365 Ebd.
366 Falk Ruttke: Rassenhygiene und Recht. In: Erblehre und Rassenhygiene im völkischen Staat, München 1934, S. 91–103.

»vererbbaren«, aber nicht therapierbaren »Geisteskrankheiten« in den kommenden Generationen zum Verschwinden zu bringen. Deshalb wird die »Unfruchtbarmachung« zur wichtigsten Therapie in der Psychiatrie. 95 % aller Sterilisationen erfolgen nach psychiatrischer Indikation.[367] Es geht nicht mehr darum, Krankheiten zu behandeln – kranken Menschen wird die Daseinsberechtigung entzogen. Die praktische Psychiatrie wird auf das Sterilisationsthema reduziert. In diesem Sinn kann Prof. Ernst Rüdin, der Direktor der »Deutschen Forschungsanstalt für Psychiatrie« (DFA) in München, maßgeblicher ideologischer Antreiber des »GzVeN« und Lichtgestalt einer »nordischen« Medizin fordern: *»Die einzige Aufgabe für den Anstaltsdirektor ist die sinngemäße Durchführung des Gesetzes.«*

Seine nachhaltige Unterstützung der Zwangssterilisation begründet 1933 der Wissenschaftler und Göttinger Lehrstuhlinhaber für Neurologie und Psychiatrie Gottfried Ewald, der 1940 seine Mitarbeit als Gutachter der »Aktion T4« verweigert hat, mit den Worten, dass es *»heute noch völlig unmöglich sei, den kranken Keim selbst zu beeinflussen, zu bessern oder zu heilen. Wir können wohl äußere Schädlichkeiten, die den erblichen Keim krank machen, wie Alkohol oder Syphilis bekämpfen; aber einen erblich kranken Keim können wir nicht beeinflussen. Will man verhüten, dass ein krankes Geschlecht entsteht, so bleibt nichts übrig, als bereits die Entstehung solcher kranker Keime zu verhindern, zu verhindern, dass sich solche Keimträger überhaupt fortpflanzen«*[368]

Massensterilisationen als Prophylaxe für die Gesundheit des kommenden Geschlechts sind für den Hochschullehrer Ewald unverzichtbar. *»Da es besser ist, durch Beseitigung des Unkrauts Luft und Raum und Boden und Nahrung für die guten Pflanzen zu schaffen«*.[369]

Es ist erschütternd, dass ein erfahrener Arzt seine aus medizinischer Hilflosigkeit entstandene Therapie hinter der Bildspra-

367 Bock, Zwangssterilisation, S. 426.

368 Gottfried Ewald, 1933 in der Fachzeitschrift »Medizinische Welt«. Zitiert nach Astrid Ley: Zwangssterilisation und Ärzteschaft. Hintergründe und Ziele ärztlichen Handelns 1934-1945. Frankfurt a.M. 2004, S. 263.

369 Gottfried Ewald, Zeitschrift für Psychische Hygiene, 1934, S. 68. Zitiert nach Ernst Klee: »Euthanasie« im Dritten Reich, Frankfurt a.M. 2013, S. 194.

che der Botanik verbergen muss. Menschen werden zu Unkraut, Ärzte zu Unkrautvertilgern!

8 Keine Wissenschaft – sondern Willkür

Das »GzVeN« ist keine angewandte Wissenschaft, wie von den NS-Ärzten behauptet, sondern angewandte medizinische und juristische Willkür. Abgesehen von der extrem seltenen Chorea Huntington[370] und der ebenso seltenen Retinitis pigmentosa[371] ist für keine der genannten Krankheitsbilder der Erbgang bekannt. Allein schon die Diagnose »Schizophrenie« führt für Oskar Pohlmann zwangsläufig zu einem Verfahren vor dem Erbgesundheitsgericht, da *»mit der Diagnose Schizophrenie als solcher [ ] schon der Erweis einer Erbkrankheit gegenüber dem Erbgesundheitsgericht im Sinne des Gesetzes erbracht«* ist.[372] Schon damals war bekannt, dass neunzig Prozent aller an Schizophrenie erkrankten Personen gesunde Eltern haben! Nach zahlreichen erbstatistischen Untersuchungen ging man davon aus, dass sich die Zahl der an Schizophrenie Erkrankten durch »Unfruchtbarmachung« in der nächsten Generation je nach vermutetem Erbgang lediglich um 1% (Luxemburger)[373] bis 2% (Lenz) reduziert.[374] Die »Erfolge« der Zwangssterilisation lägen somit selbst nach mehreren Generationen unterhalb der Nachweisbarkeitsgrenze! Um die Vererb-

---

370 Chorea Huntington: Eine tödlich verlaufende Erkrankung des zentralen Nervensystems mit dominantem Erbgang, nur bei 248 Menschen in Deutschland zweifelsfrei diagnostiziert. Siehe: Kehrer: Handbuch der Erbkrankheiten III, S. 187. Zitiert nach Gerrens, Medizinisches Ethos und theologische Ethik, Vierteljahreshefte für Zeitgeschichte, Nr. 73, 1996, S. 42 Fußnote: 164.

371 Retinitis pigmentosa ist eine seltene, irreversibel zur Erblindung führende Netzhauterkrankung.

372 Reiter, 1997, S. 74.

373 Hans Luxemburger: Die rassenhygienische Bedeutung der Lehre von den Manifestationsschwankungen erblicher Krankheiten, Beilage zum »Deutschen Ärzteblatt« Nr. 3, 1936, S. 35.

374 Zitiert nach Gerrens, Medizinisches Ethos und theologische Ethik, Schriftenreihe der Vierteljahreshefte für Zeitgeschichte, Nr. 73, 1996. S. 43. Fritz Lenz: »Die empirische Prognose der Verhütung erbkranken Nachwuchses«. In: Der Erbarzt 5 (1938), S. 81 ff. (»Der Erbarzt« war eine Zeitschriftenbeilage zum Deutschen Ärzteblatt), S. 82.

barkeit trotzdem behaupten zu können, wird die »Erbkrankheit Schizophrenie« im offiziellen Kommentar mit 17 weiteren Diagnosen als schizophrener Formenkreis zusammengefasst.[375]

»Minderwertige« aussortieren

Die schwierige Diagnose »Schizophrenie« wird, wie die schwammige Diagnose »Schwachsinn«, besonders häufig missbraucht, um »sozial auffällige« Menschen willkürlich als »Minderwertige« aussortieren zu können. Aufgrund dieser vermeintlichen medizinischen Indikation können sich die Betroffenen in der Regel nicht auf dem bürgerlichen Weg gegen die Sterilisation wehren. Unter Rassehygienikern galt der Grundsatz »lieber zu viel als zu wenig sterilisieren«. In diesem Sinn wurde der Text des Gesetzes zur Verhütung erbkranken Nachwuchses 1935 präzisiert:

»Schizophrenie, einmal festgestellt, führt nach dem Gesetz zwingend zur »Unfruchtbarmachung«, selbst wenn gleichartige oder ähnliche Krankheitserscheinungen sonst in der Familie der Betroffenen nicht beobachtet werden sollten. Sie ist ihrer Natur nach eine Erbkrankheit. Die Krankheit (Schizophrenie) als solche, d.h. die krankhafte Anlage, besteht weiter, auch wenn die äußeren Krankheitserscheinungen jetzt zurückgetreten sind [...]. Die »Unfruchtbarmachung« muss nach den geltenden Bestimmungen schon erfolgen, wenn die Krankheit auch nur vorübergehend aus einer verborgenen Anlage sichtbar geworden ist«. [376]

Der Rassenhygieniker von Verschuer[377] forderte gar,

---

375 »Um Umgehungsversuche zu vermeiden, rechneten die Kommentatoren des GzVeN Gütt/ Rüdin/ Ruttke 17 weitere Krankheitsbezeichnungen aus dem Paranoia-Bereich der Schizophrenie zu.« Zitiert nach: Gerrens, 1996, S. 35/36.

376 Rainer Fetscher: Die rassenhygienische Sterilisierung. In: Archiv für soziale Hygiene, Bd. 8, 1933/1934.

377 Otmar Freiherr von Verschuer (1896–1969), Schüler von Eugen Fischer, einer der einflussreichsten »rassenhygienischen Schreibtischtäter«, war seit 1935 Leiter des neu gegründeten »Instituts für Erbbiologie und Rassenhygiene« der Universität Frankfurt, Doktorvater von Josef Mengele, Ideengeber und Unterstützer dessen grausamer Medizinexperimente in Auschwitz, Herausgeber der Zeitschrift »Der Erbarzt«, als Nachfolger von

»bei angeborenem Schwachsinn wie auch bei Schizophrenie, zirkulärem Irresein und Epilepsie auf den Nachweis der Erblichkeit durch eine Familienuntersuchung zu verzichten, da das Leiden ohne entsprechende krankhafte Erbveranlagung nicht entsteht.«[378]

Widerspruch aus den eigenen Reihen

Im Hinblick auf die »Eindeutigkeit« der Vererblichkeit gab es aber auch Widerspruch selbst aus den Reihen entschiedener NS-Sterilisationsbefürworter, auf die Gisela Müller Drescher dankenswerter Weise 2008 in Ihrer Dissertation hingewiesen hat.[379] So wies der Psychiater Robert Gaupp (1870–1953)[380] 1934 darauf

---

Eugen Fischer von 1942 bis 1948 Direktor des Kaiser-Wilhelm-Instituts für Anthropologie, menschliche Erblehre und Eugenik, 1946 als Mitläufer entnazifiziert, erhielt er unter Fürsprache der ev. Kirche und prominenter Wissenschaftler wie Adolf Butenandt (Chemie Nobelpreisträger) 1951 einen Lehrstuhl für Humangenetik an der Universität Münster. Der Autor hat als Augen- und Ohrenzeuge wiederholte rassistische Entgleisungen von Verschuer in seiner Vorlesung im Fach »Humangenetik« anhören müssen (1965). Zu Adolf Butenandt: »Mehrfach zu belegen ist jedoch auch, daß Butenandt nach dem Kriege half, Kollegen vom Nazismusvorwurf reinzuwaschen. Butenandt hat dazu beigetragen, eine neue Konzeption von Wissenschaft populär zu machen, der zufolge Wissenschaft a priori mit politischer Unschuld gleichzusetzen sei. In diesem Sinne hat er dazu beigetragen, die Bemühungen der Nachkriegszeit zu vereiteln, die Mittäterschaft der Wissenschaft bei den Verbrechen der Hitler-Ära aufzuklären, strafrechtlich zu verfolgen und »Wiedergutmachung« zu leisten.« Siehe: https://de.wikipedia.org/wiki/Adolf_Butenandt, letzter Zugriff 02.10.2022. Zitat aus dem Aufsatz: Robert N. Proctor: Adolf Butenandt, Nobelpreisträger, Nationalsozialist und MPG-Präsident. Forschungsprogramm »Geschichte der Kaiser-Wilhelm-Gesellschaft im Nationalsozialismus«, Berlin 2000.

378 Verschuer, O. v.: Erbpathologie. Praktische Erbprognose und Indikation für »Unfruchtbarmachung«, Dresden/Leipzig 1934.

379 Müller-Drescher, Zwangssterilisation, 2008, S. 93-96.

380 Gaupp war von 1906 bis 1936 Professor an der Universität Tübingen und Vorstand der Universitätsnervenklinik. In der Weimarer Republik war Gaupp ein entschiedener Befürworter der rassenhygienischen Zwangssterilisierung. So schrieb er beispielsweise in seinem 1925 erschienenen Buch »Die Unfruchtbarmachung geistig und sittlich Kranker und Minderwertiger«: »Ohne ihre Sterilisierung kann der eugenische Gedanke einer Reinigung des ganzen Volkes von seinen minderwertigen Elementen niemals verwirklicht

hin, »*dass man bei der von Rüdin noch 1933 genannten Erkrankungswahrscheinlichkeit von 2% bis 7% bei Kindern eines schizophrenen Elternteils keineswegs von einer großen Wahrscheinlichkeit erbkranken Nachwuchses sprechen könne*«.[381] Auch der völkische Gesundheitspolitiker und Reichsärzteführer Gerhard Wagner wies in einem bemerkenswerten Disput mit Prof. Ernst Rüdin, dem einflussreichen ärztlichen Drahtzieher des Sterilisationsgesetzes, darauf hin, dass das Problem des Auftretens von Solitärfällen der Schizophrenie – also ohne familiäre Belastung – nicht geklärt sei,

»*denn Rüdin habe ihm auf die direkte Frage, wieweit das Problem der Solitärfälle von Schizophrenie geklärt sei, zugeben müssen, dass es nicht geklärt ist, sondern, dass man in seinem Institut diesen Fragekomplex jetzt erst (1938) in Arbeit habe*«[382]

Damit begann – fünf Jahre nach In-Kraft-Treten des »GzVeN« – Rüdin mit den Forschungsarbeiten zu einem Krankheitsbild, dessen Erbvorgänge bereits 1933 von ihm als gesichert dargestellt wurden. Er vertrat so, offensichtlich wider besseren Wissens, existentielle Eingriffe in das Leben eines Menschen.

Zwangssterilisation: Opferzahlen

- »Es dürften also in den [deutschen] Grenzen von 1937 zwischen 1934 und 1945 etwa 360.000 Menschen nach dem Gesetz von 1933 sterilisiert worden sein: Fast 1 % der Bevölkerung im Alter von 16 bis 50 Jahren und knapp über 1 % der Altersgruppe von 18 bis 40 Jahren, in der am häufigsten sterilisiert wurde. Zusammen mit den Sterilisationen außerhalb der Grenzen von 1937 betrug die Summe etwa 400.000. Hunderttausende von zurück- oder eingestellten Verfahren warteten auf ihre Behandlung nach dem Endsieg.«[383]
- »Die Gesamtzahl der unmittelbar oder mittelbar durch die Ste-

werden.« Siehe: https://de.wikipedia.org/wiki/Robert_Eugen_Gaupp, letzter Zugriff 25.07.2022.

381 Robert Gaupp: Das Gesetz zur Verhütung des erbkranken Nachwuchses und die Psychiatrie. In: Klinische Wochenschrift, Bd. 13, 1934.

382 Wagner, G.: Reden und Aufrufe. In: Conti, L. (Hrsg.): Reden und Aufrufe: Gerhard Wagner 1888-1939. Reichsgesundheitsverlag, Berlin/Wien 1943.

383 Bock, Zwangssterilisation, S. 255.

rilisation Getöteten lässt sich auf 5000, die der Frauen unter ihnen auf rund 90 % schätzen.« [384]

- »Selbstmordversuche und Selbstmorde sind vor allem von Frauen überliefert. Meist wurde behauptet, daß sie, ebenso wie die Rückfälle, nur zufällig mit der Operation zusammenfielen, und sie wurden als Resultat der psychischen Krankheit, nicht als Reaktion auf die Sterilisation gedeutet. Strenggenommen handelte es sich nicht um Selbstmorde, sondern um Morde, und die Zahl der Todesopfer der Sterilisationspolitik dürfte sich damit auf rund 6.000 erhöhen.«[385]

9 Gottfried Ewald: Gegner und Täter

Gottfried Ewald (1883 – 1963), Direktor der Universitätsnervenklink und der Landes-Heil- und Pflegeanstalt Göttingen-Rosdorf, ist in der Literatur bis heute als *der* Psychiater gepriesen worden, der Widerstand leistete. *»Zum einzigen Psychiater, der Widerstand leistet, hat sich Ewald selbst stilisiert«*, wie Ernst Klee zutreffend anmerkt. *»Dabei sollte es selbstverständlich sein, Kranke nicht in Gaskammern zu selektieren.«*[386] Obgleich Ewalds Versuch der NSDAP beizutreten 1937 scheitert, war er förderndes Mitglied der SS und der SA-Reserve II sowie im Kampfbund für deutsche Kultur. Im Hinblick auf die Zwangsterilisationen sprach er davon, erst »auszuroden« und dann »aufzuforsten«.[387]
Die Haltung, trotz Gegnerschaft gegen die »Euthanasie« auf sei-

384 »Im Jahr 1942 berichtete der schon mehrfach genannte und gewöhnlich zuverlässige amerikanische Beobachter von 3.750 Sterilisationstoten bis zum Kriegsbeginn, und die Gesamtzahl der unmittelbar oder mittelbar durch die Sterilisation Getöteten lässt sich auf 5.000, die der Frauen unter ihnen auf rund 90% schätzen. Ihr Tod war nicht ein missliches Nebenprodukt einer »nur« auf Sterilisation und »nicht« auf Töten zielenden Geburtenpolitik, sondern, wie die obigen Zitate zeigen, bewusster Mord. Mit Blick auf Frauen war die Sterilisationspolitik nicht nur Vorstufe, sondern erste Etappe der Massenmorde an Frauen und Männern. Messer und Tod, Gewalt und Vergewaltigung waren hier nicht nur Metaphern, sondern Realität.« Zitiert nach: Ebd., S. 426.

385 Ebd., S. 427 f.

386 Klee, »Euthanasie«, S. 194.

387 Ebd., S. 195.

nem Posten zu bleiben, um angeblich Schlimmeres zu verhindern, hat man auch als »stillen Widerstand« bezeichnet. Doch Ewalds Rolle ist mehr als zwiespältig. Sein Engagement, einen Teil der Göttinger Patient:innen vor der Ermordung zu retten, ist anerkennenswert, hat aber nicht verhindert, dass aus Göttingen über 220 Erkrankte in Tötungsanstalten der »T4« deportiert wurden. »*Ein Widerstandskämpfer war er nicht.*«, wie Christof Beyer resümiert.[388]
In seiner oben erwähnten Denkschrift[389] begründet Ewald seinen Einspruch gegen das »»Euthanasie«- Gesetz« – von ihm als »Gesetz zur Vernichtung lebensunwerten Lebens« bezeichnet – nicht mit grundsätzlichen, d.h. menschenrechtlichen, sondern nur mit relativierenden medizinischen und juristischen Überlegungen. Er verweist auf das unsägliche Leid der betroffenen Angehörigen, nennt den Verlust des Ansehens der Psychiater, die Zerstörung des Vertrauens zwischen Arzt und Volk, den Lebenswillen psychisch erkrankter Menschen auch im Endstadium ihrer Erkrankungen und den Unfrieden in Familie und Volk durch doppeltes Leid. Ewald hält die Tötung von psychisch Erkrankten in einer Sondersituation, nämlich beim Vorliegen »wirtschaftlich höchster Not« »zugunsten der Gesunden« für vertretbar.
Alle genannten Gründe sind ungeeignet die Mordmaschinerie einer rassistischen Terrordiktatur an den Pranger zu stellen, geschweige denn aufzuhalten. Die Militärs fordern geräumte Heilanstalten als Lazarette, die Ärzte verlangen Ersatz für ausgebombte Krankenhäuser in den Städten, die Psychiater planen eine Neugestaltung der psychiatrischen Versorgung durch vorherige massenhafte Tötung der »Unheilbaren«. Deshalb setzt sich der Göttinger Ordinarius auch keiner Gefährdung durch Disziplinarmaßnahmen aus, die er nach seiner Rückkehr aus Berlin erwartet hat, wie er seiner Frau gesteht.
Auch in keiner der weiteren bekannten Denkschriften von Hermann Grimme (27.Februar 1941), von Landeshauptmann Ludwig

388 Christof Beyer: Gottfried Ewald und die »Aktion T4« in Göttingen. In: Der Nervenarzt, Bd. 84 (2013), S.1049-1055.
389 Vollständiger Text: Dokument 4/15 in Raimond Reiter: Psychiatrie im »Dritten Reich« in Niedersachsen, Hannover 1997, S.238-242.

Gessner[390] oder vom evangelischen Pastors Braune (Mai 1940) wird das praktizierte Primat der faschistischen Diktatur, nämlich die Unterordnung des Individuums unter das Kollektiv der »Volksgemeinschaft«, wird die staatlich organisierte und durch ein Schweige- und Untätigkeitskartell der Justiz legitimierte »Vernichtung nutzloser Esser« zugunsten des Überlebens des »gesunden Volkskörpers« angegriffen oder mit kontroversen Meinungen öffentlich widersprochen. Zu groß ist die nachvollziehbare Angst vor einer direkten Konfrontation mit dem Gewaltmonopol der nationalsozialistischen Gewaltherrscher.

10 Hermann Grimme: Von kritikloser Gläubigkeit zum offenen Protest

Naive »Hitlergläubigkeit«

Wie weit das Denken einzelner Anstaltsdirektoren in der Provinz Hannover von einer realistischen Beurteilung des seit mehr als einem Jahr in Gang befindlichen Tötungsprogramms entfernt ist, kommt in der naiven »Hitlergläubigkeit« Hermann Grimmes – kein Parteimitglied – in seinem Brief vom 24. Februar 1941 an Prof. Ewald zum Ausdruck:

»Nun soll also die Aktion gegen die Geisteskranken auch in der Provinz Hannover los gehen. Als mir Herr Andreae dies sagte, habe ich in der nächsten Nacht nicht geschlafen. Denn es schwankt mir der Boden unter den Füßen.[ ] Ich kann mir nicht denken, dass Hitler unterrichtet ist. Er und seine Männer haben noch nie gelogen und er, der das Denken der ganzen Welt geändert hat und eine Revolution auf ganz legalem Wege durchgeführt hat, der sollte bei den Geisteskranken keinen anderen Rat wissen, als sie umzubringen. Das kann ich nicht glauben.«[391]

»Denn bei dem, was er bisher an Können bewiesen hat, ist anzunehmen, dass er auch mit den Geisteskranken anders hätte fertig werden können, als dass er sie heimlich und unter Lügen umbringen lässt. Er

390 Datum der Gessnerschen Denkschrift nicht bekannt, Gessner sagt am 24. Mai 1948 aus, dass er »sein Material zu einer Denkschrift ausgearbeitet« habe und »sofort an Frick [Reichsinnenminister 1933-1943] als Wertbrief« abgesandt habe. Siehe Sueße/ Meyer, 1988, S. 50.

391 Schmuhl, 2016, S. 329.

hat aber noch nie gelogen und deshalb weiß er nicht, was vor sich geht.«[392]

Nichterklärbarkeit des »Furchtbaren«: »Hexenwahn des Mittelalters«

Grimme, der sich stets mit seinen Patienten und den Angehörigen verbunden fühlte, ist in erster Linie bemüht, persönlich nicht mitschuldig zu werden. Da er das »Furchtbare nicht bergreifen«[393] kann, nimmt er Ende Februar 1941 direkt nach seiner Rückkehr aus Hannover Urlaub und übergibt die Transportlisten und damit auch die Verantwortung für die Selektion von 120 Opfern aus 200 Todeskandidaten seinem Oberarzt.[394] Aus Hildesheim werden am 7. März 1941 einhundertzwanzig Anstaltsinsassen abtransportiert. Grimme erklärt im August 1941 seinen Austritt aus der »Gesellschaft Deutscher Neurologen und Psychiater«. Entsetzt über die »planwirtschaftlichen Verlegungen« äußert er seinen Protest am 3. März 1941 in einem Brief an Johannes Bresler, den Schriftleiter der Neurologisch-Psychiatrischen Wochenschrift. Grimme ringt um eine Erklärung für das in Gang befindliche Tötungsprogramm und fragt den Schriftleiter: *»Ich suche einen Grund und es hat mir noch niemand einen angeben können.«* Der langjährige erfahrene Psychiater (seit 1903) vergleicht die Vorgänge mit dem Hexenwahn im Mittelalter.

»Ich fasse es nicht, dass Berufsgenossen so grundverschieden eingestellt sein können, wie z.B. ich und die Herren in Berlin. Ich sehe, da ich gar nicht weiß, warum das Ganze betrieben wird, in ihm eine psychische Infektion, ähnlich dem Hexenwahn des Mittelalters. Nur wundert es mich und kann ich es nicht verstehen, dass auch Psychiater ihr unterliegen.«[395]

Als 1943 das Michaelis Kloster, ein Gebäude der Hildesheimer Anstalt, für militärische Zwecke von der SS beansprucht wird, protestierte Grimme sehr energisch beim Regierungspräsidenten.

---

392 Ebd., S. 332. Zitat aus einem Brief an den Schriftleiter der Neurologisch-Psychiatrischen Wochenschrift vom 3. März 1941. Grimme hält Bresler für einen Gegner der »Euthanasie«.

393 Ebd., S. 332.

394 Sueße/ Meyer, 1988, S. 91–93.

395 Schmuhl, 2016, S. 333.

Daraufhin wird er von der Gestapo festgenommen, mehrere Tage lang inhaftiert, seines Postens als Direktor enthoben und vorzeitig pensioniert.[396]

11 Sabotage der »planwirtschaftlichen Verlegungen« in der Anstalt Ilten[397]

Handlungsspielräume zu nutzen, hängt entscheidend vom Mut und der Entschlossenheit einzelner Anstaltsdirektoren ab. Prof. Dr. Hans Willige, Chefarzt der von Wahrendorff'schen Privatanstalt in Ilten bei Hannover, die auch 300 Patient:innen der Provinzialverwaltung versorgt, ist gleichzeitig Chef des Reserevelazaretts. Willige handelt auf eigene Faust ohne Rücksprache mit der Provinzialverwaltung in Hannover, aber mit Zustimmung der Inhaberfamilie. Im Gegensatz zu dem Göttinger Anstaltsdirektor Prof. Gottfried Ewald nimmt Hans Willige ein hohes persönliches Risiko in Kauf, so dass ihm Dr. Andreae, der Anstaltsdezernent der Provinzialverwaltung Hannover, den dringenden Rat gibt, »sich vor der »Gestapo« zu hüten und vorsichtiger zu sein«. Willige – gerüchtweise von den Maßnahmen gegen die »Geisteskranken« informiert – begibt sich auf Erkundungsfahrt nach Berlin. Er sieht sich nach Gesprächen mit ihm bekannten Anstaltsdirektoren und dem Berliner Anstaltsdezernenten in seiner Vermutung bestätigt, dass die Meldebogenaktion der entscheidende Schritt zur Massentötung der AnstaltsbewohnerInnen ist. Zurück in Ilten fälscht Willige zusammen mit seinem Oberpfleger und einem ärztlichen Kollegen systematisch alle Meldebögen. Die Arbeitsleistung wird beschönigt, Unheilbarkeit verneint, Meldebögen werden nicht für alle geforderten BewohnerInnen ausgefüllt. Die Täuschungsaktion bleibt in Berlin nicht unbemerkt. Die Schaltzentrale der Krankenmorde reagiert mit Entsendung einer Ärztekommission, die die AnstaltsbewohnerInnen mit Meldebögen im zwei Minuten Takt selektiert. Um sie dem Zugriff der »T4«-Ärzte zu entziehen, schickt Willige etliche Kranke zum Arbeitseinsatz. Am 11.

396 Ebd., S. 334.

397 Sueße/ Meyer 1988, Zusammenfassung Kapitel 8, Dr. Ferd. Wahrendorff'sche Privatklinik und Sanatorium für Nerven- und Gemütskranke (Anstalt Ilten), S. 137–142.

August 1941 erhält die Provinzialverwaltung eine Verlegungsliste der »GeKraT« für 300 Iltener Patient:innen. Für 23 Frauen und 32 Männer beantragt Willige die Zurückstellung vom Transport, da es sich um unentbehrliche Arbeitskräfte handelt. Zum Zweck der völligen Räumung ist lediglich ein einziger Transport am 10. Oktober 1941 mit 70 Männern nach Regensburg erfolgt. Auf Bitten der Angehörigen gelingt es Oberpfleger Fischbach, einen Teil der Verlegten noch im November 1941 nach Ilten zurückzuholen. Willige hat durch seine Täuschungsmanöver mit großer Zivilcourage Massendeportationen der Iltener Patient:innen verhindert. Ende August 1941 wird von der »GeKraT« die vollständige Räumung der Anstalt angeordnet. Ilten soll zum Ausweichkrankenhaus für Hannover umgebaut werden. Dem Schwiegersohn des Anstaltsgründers gelingt es durch kluges und couragiertes Vorgehen, die Anstaltsräumung zu verhindern – entgegen der ausdrücklichen Anordnung des Reichsverteidigungkommissars. Im Rahmen eines Vorortbesuchs macht er einem hochrangigen Abgesandten aus der »Kanzlei des Führers« – vermutlich Viktor Brack, Haupttäter und Oberdienstleiter der Krankenmorde in der Kanzlei des Führers – auf die enorme Luftkriegsgefährdung der Anstalt hin, die in unmittelbarer Nähe der Großstadt Hannover liegt. Daraufhin gibt dieser die telegrafische Anweisung an die »GeKraT«, die Anstaltsräumung in Ilten zu stoppen.

Planwirtschaftliche Verlegungen: Rotenburger Anstalten der Inneren Mission

Auch die kirchlichen Anstalten der Inneren Mission in Norddeutschland haben versucht, durch die Nichtabgabe der Meldebögen, die »planwirtschaftlichen Verlegungen« zu verhindern – um nicht schuldig zu werden. Die Rotenburger Anstalten der Inneren Mission haben sich in Absprache mit Friedrich von Bodelschwingh, dem Vorsteher der von Bodelschwingh'schen Anstalten, geweigert, die Meldebögen im Sommer 1941 trotz wiederholter Mahnungen zurückzusenden. Gezielte systematische Täuschungsversuche in der Bearbeitung der Meldebögen, wie von Hans Willige in Ilten, sind aus Rotenburg nicht bekannt. Daraufhin veranlasst die »T4«-Zentrale in Berlin die Selektion der Anstaltsinsassen durch eine Ärztekommission im April 1941. In einer ersten Deportationswelle werden 140 AnstaltsbewohnerInnen noch Ende August und Anfang September von der »GeKraT« in die Zwischenhalt Weilmünster (Rheinhessen) verlegt. Wegen des plötzlichen Stopps der Gasmorde werden sie vor dem Weg nach Hadamar verschont. Fast alle sterben in Weilmünster einen grausamen Tod durch Hunger und Medikamente wie Luminal. Das Gros der betroffenen Rotenburger Bewohnerinnen und Bewohner wurde im Zuge der Anstaltsräumung im Oktober 1941 in andere Anstalten verlegt. Von den 1940 in den Rotenburger Anstalten lebenden rund 1.100 Menschen wurden über 800 Menschen in verschiedene Anstalten deportiert und nachweislich 562 Personen nach ihrer Verlegung durch Nahrungsentzug und Medikamente im Rahmen der sogenannten »dezentralen »Euthanasie«« auf grausame Weise ermordet.

12 Der »rassenhygienische Überwachungsstaat«

Die Angst vor dem Untergang der »arischen Herrenrasse«

Durch entwürdigende Massenpropaganda[398] – in Schrift und Wort und besonders wirksam in Filmen[399] – soll durch die Macht der

---

398 Organisiert vom »Rassenpolitischen Amt« der NSDAP: Aufgaben: »Vereinheitlichung und Überwachung von Schulung und Propaganda« auch in allen sachlichen, bevölkerungs- und »rassepolitischen« Fragen. Von der Rednerschule in Babelsberg sollen bis 1936 etwa 1.400 Redner ausgebildet worden sein, Absolvent u.a. der spätere Nobelpreisträger Konrad Lorenz. Daneben gab das »Rassenpolitische Amt« die Zeitung »Neues Volk« und einen gleichnamigen, in hoher Auflage erscheinenden Kalender heraus. Das »Rassenpolitische Amt« produzierte mehrere Propagandafilme, um »Euthanasie« zu propagieren. Siehe: »Rassenpolitisches Amt der NSDAP« Wikipedia, letzter Zugriff 27.12.2022.
Der Film »Erbkrank« (1936) gefiel Hitler so »gut«, »dass er eine in ihrer Infamheit noch ausgeklügeltere Fassung mit Ton« veranlasste. Zitiert nach Michael Burleigh: Tod und Erlösung. »Euthanasie« in Deutschland 1900–1945, Kapitel: Mord im Angebot. Der Film als Mittel der Propaganda fürs Töten, Zürich/ München 2002, S. 211–255, hier S. 213.
Den Spielfilm »Ich klage an« sollen bis Januar 1945 mehr als 15 Millionen Deutsche gesehen haben. Ebd. S. 244–254, Zitat S. 251.

399 Siehe Ebd., 2002, S. 211–255.
Unter der Schirmherrschaft des »Rassepolitischen Amtes« werden von

Bilder und Worte das rassistische Grundmuster durchgesetzt werden, dass das Bestehen des »deutschen Herrenvolkes« angeblich durch eine Armee von »Untauglichen« akut bedroht werde. »In den letzten siebzig Jahren hat sich unser Volk um 50% vermehrt, während die Erbkranken im gleichen Zeitraum um 450% gestiegen sind. Wenn diese Entwicklung so weiter liefe, würde schon in fünfzig Jahren auf vier gesunde Menschen ein Erbkranker kommen.«[400]
Systematisch wird bei Lesern und Zuschauern ein Gefühl der Angst vor dem unvermeidlichen Untergang des deutschen Herrenvolkes aufgebaut, wenn nicht mit staatlichen Mitteln, wie der Zwangssterilisation, mit aller Entschiedenheit eingeschritten wird. Anstaltskranke werden zu »Leistungsunfähigen Idioten« gemacht, die nur *»Durch ärztliche Kunst und aufopfernde Pflege [...] am Leben erhalten werden.«*[401] *»In der Freiheit im gottgewollten Kampf ums Dasein wären sie frühzeitig zugrunde gegangen«.*

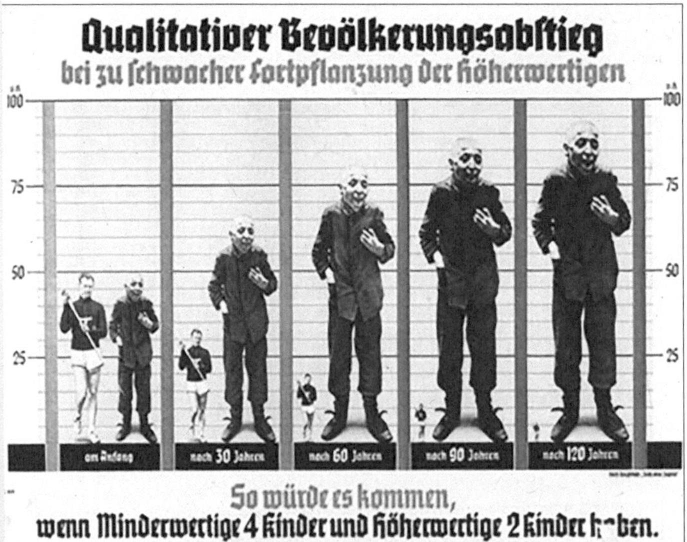

Abb. 31: Propaganda Bild: Beschwörung des drohenden Untergangs der »Höherwertigen« durch übermäßige Fortpflanzung der »Minderwertigen« (Bildarchiv Gedenkstätte Grafeneck-Dokumentationszentrum)

1935 bis 1937 insgesamt fünf 16mm Stummfilme produziert.

400 Aus dem Tonfilm »Opfer der Vergangenheit«, 1936. Zitiert nach: Burleigh, Tod und Erlösung, S. 220.

401 Zitat aus dem Film »Erbkrank« (1936). Zitiert nach: Ebd., Kapitel »Der Film als Mittel der Propaganda fürs Töten.«

1936 wird ein gigantisches Projekt rassistischer Überwachung als »erbbiologische Bestandsaufnahme der gesamten Bevölkerung des Deutschen Reiches« deklariert vom Reichsinnenministerium in Gang gesetzt. Damit wird eine flächendeckende »erbbiologische, d.h. rassenhygienische Erfassung« der gesamten deutschen Bevölkerung angestrebt. Zur »Aufartung des Volkskörpers« sollen »schlechte Erbströme« und »rassisch Minderwertige« durch eine lückenlose Massenerhebung aufgedeckt werden, um anschließend ihre »Unfruchtbarmachung« durch einen Beschluss der EGe zu erwirken.

Gesundheitsämter: Knotenpunkt für einen automatisch wirkenden Meldeapparat

Die Aufgabe der »erbbiologischen Erfassung« wurde den siebenhundert seit Juli 1934 verstaatlichten Gesundheitsämtern übertragen. Entsprechend dem rassenhygienischen Denken ist man der Ansicht das »Mysterium der deutschen Erbmasse« wissenschaftlich aufhellen zu können, wenn es gelingt, die »vorhandenen Personen zweifelhafter Erbwertigkeit« zu identifizieren. Damit wird eine aufzubauende zentrale Erbkartei zu einem wichtigen Instrument zur Selektion von Personen mit angeblich negativen »Erbmerkmalen«.
Durch die 1935 neu eingerichteten »Beratungsstellen für Erb- und Rassenpflege« werden die Gesundheitsämter zum wichtigsten Knotenpunkt für einen automatisch wirkenden Meldeapparat. Angeblich »Erbkranke«, die mit den Behörden in Kontakt treten, sollen (wie die Fische) in einem ausgespannten Netz zurückgehalten und zur Meldung gebracht werden.
Zu diesem Zweck werden in den Gesundheitsämtern die Informationen von Heil- und Pflegeanstalten, Krankenhäusern, Schulen, Fürsorge, NS-Volkswohlfahrt, Strafanstalten und Polizeibehörden, von Schulärzten, von Eheberatungsstellen systematisch registriert und in die staatliche Regie der NS-Rassenhygiene überführt. Von jedem Ratsuchenden und Untersuchten werden eine Sippentafel und Karteikarten angelegt mit Querverweisen auf entsprechende Eigenschaften von Verwandten. Kopien erhalten die Gesundheitsämter der Geburtsorte und das Reichsgesund-

heitsamt. Jeder Besuch im Gesundheitsamt war mit dem Risiko verbunden, »der Kartei einverleibt zu werden«, falls »hinsichtlich der Erbgesundheit etwas bekanntgeworden ist«.[402]
Die Arbeit der Gesundheitsämter besteht im Wesentlichen aus der »negativen Erbpflege«: Annahme von Sterilisationsanzeigen, Untersuchung von Angezeigten, Fahndung nach Sterilisations-kandidatInnen, »Erbwert«-Untersuchung von Bewerbern um staatliche, familienbezogene Unterstützung (Kindergeld, Ehestandsdarlehen, Ehetauglichkeitszeugnisse, Studienbeihilfen u. ä.). Die Amtsärzte sind in ihrem Bezirk zuständig für die Überwachung der Gesetze, die im Interesse der Erb- und Rassenpflege erlassen worden sind. Entsprechend ihrer politischen Bedeutung sind die meisten Amtsärzte gesinnungsfeste Nationalsozialisten mit einem hohen Organisationsgrad in der Partei: 1937 sind in Preußen 519 von 634 beamteten Amtsärzten Mitglieder der Partei oder einer ihrer Organisationen. Sie sind die Schaltstelle für die Bearbeitung angezeigter SterilisationskandidatInnen und berechtigt, die Krankenunterlagen der Angezeigten von den behandelnden ÄrztInnen bei Androhung einer Ordnungsstrafe anzufordern. Die amtsärztlichen Gutachten werden nach Aktenlage oder auch nach eigener amtsärztlicher Untersuchung erstellt. Für 89 Prozent aller Anzeigen wird eine Zwangssterilisation befürwortet und damit ein Verfahren vor den »Erbgesundheitsgerichten« eingeleitet.

Die rassenhygienische Volkszählung: »Zensus der deutschen Erbmasse«

Ziel der Massenerhebungen ist die Anlage einer reichsweiten zentralen »Erbkartei«, um »einen Überblick über die zukünftige Entwicklung des deutschen Erbstroms zu ermöglichen«.[403] Die nationalsozialistischen Rassenhygieniker vertreten den Glauben, dass dieser »Zensus der deutschen Erbmasse« einen angeblich außerordentlichen Stellenwert für die Erforschung des menschlichen Erbes darstelle.

402 Ebd., S. 204/205.
403 Bock, Zwangssterilisation, S. 204.

Die »erbbiologische Bestandsaufnahme des deutschen Volkes«, soll die Grundlage liefern für eine »systematische Bewirtschaftung des deutschen Erbgutes«. Man glaubt, das angeblich vorhandene »Mysterium der deutschen Erbmasse« wissenschaftlich aufhellen zu können, wenn es zuvorderst gelingen sollte, die »vorhandenen Personen zweifelhafter Erbwertigkeit« zu identifizieren. Damit wird die aufzubauende zentrale Erbkartei zu einer Kartei der negativen Auslese, zu einem beispiellosen Dokument menschlicher Entwürdigung und Verachtung.
Der »Erbzensus« soll möglichst »objektive« Erkenntnisse der Registrierten verbürgen. Die Erfassung erfolgt mit der für die Nazis üblichen Skrupellosigkeit. Die NS-Ärzte gehen davon aus, dass die subjektiven Aussagen zur Krankenvorgeschichte »bei den Minderwertigen jeden Standes und jedes Berufes« durch Schweigen und Lügen unglaubwürdig sind. Diese Haltung ist menschlich verständlich und eigentlich selbstverständlich, denn durch einen einzigen Familienangehörigen mit vermeintlicher Erbkrankheit kann ein ganzer Familienverband an den Pranger gestellt werden. Familienangehörige wollen sich nicht zu Denunzianten ihrer Eltern, Geschwister oder Verwandten machen lassen. Da man mit der ablehnenden Haltung der Angehörigen rechnet, werden die Ärzte ausdrücklich angewiesen, sie sollen sich
»beim Durchforsten der familiären Strukturen« nicht »von den Mitteln des aktiven und passiven Widerstandes« zurück drängen lassen, »die gerade hier, und zwar von den Minderwertigen selbst, teilweise mit unglaublicher Raffiniertheit angewendet werden, um eine Lüftung des Schleiers zu verhindern.« [404]

Ein skrupelloses Kontrollsystem

Zum Schutz des Gemeinwohls dürfe nichts dem Zufall überlassen bleiben. Im »Erbzensus« sollen auch gesunde Träger krankhafter Anlagen aufgenommen werden («Nuranlagenträger«), denn der NS-Gesetzgeber verlässt sich nicht auf den Begriff der Krankheit als einer medizinisch behandlungsbedürftigen Erkrankung und stellt über »Anlagenträger« fest: »Im erbbiologischen Sinn sind

404 Ebd., S. 190.

sie naturgemäß krank«. Registriert werden sollen ebenfalls die Kranken, deren Erkrankung nicht oder »noch nicht« als erblich nachgewiesen ist. Schließlich sollen auch völlig gesunde Personen in die »Erbkartei« aufgenommen werden, die aber »auf Grund ihrer Veranlagung oder ungünstiger Umwelteinflüsse« zur negativen Erbauslese gehören«. Mit dieser Definition werden beliebig dehnbare soziale Faktoren der Auslese als gleichrangig neben die ohnehin schon medizinisch fragwürdigen Diagnosen gesetzt. Die Biologie der Abstammung und Vererbung wird auf die soziale Herkunft zurückgeführt. Alle sozial nicht Angepassten werden damit zu potentiellen Opfern einer menschenverachtenden Justiz und Ärzteschaft, die sich dem Primat der »Aufartung des Volkskörpers« als oberstem Ziel unterworfen hat.
Die NS-Mediziner sind in ihrem Denken und Handeln von dem selbst geschaffenen skrupellosen Kontrollsystem fasziniert. Denn die erarbeitete Erbkartei liefere eine »bewundernswerte« Systematik und effiziente Kontrolle, deren Wirksamkeit Walter Busse, Oberarzt der Heil- und Pflegeanstalt Göttingen, mit folgendem Bild beschrieben hat:
»Die einzelnen Erbkranken sind die derben Knoten eines feinmaschigen Netzes. Wenn man den Knoten fasst und anzieht, kann man den feinsten Maschen des Netzes nachgehen«.[405]
Ärzte werden zu Spinnen auf der Jagd nach Fliegen.

Die uneingeschränkte Macht der Amtsärzte

Durch die zweite Verordnung zum Sterilisationsgesetz wird die Kompetenz der Amtsärzte erheblich ausgeweitet, denn sie werden angewiesen zur »Vorbereitung« des Antrags »nötigenfalls polizeiliche Hilfe in Anspruch zu nehmen«.[406] Die Zwangsmaßnahmen sind von vorneherein in § 12 GzVeN vorgesehen, das die »Unfruchtbarmachung« »auch gegen den Willen der Unfruchtbarzumachenden« vorsieht, und zwar mittels physischer Gewalt durch Polizeieinsatz. »Der Amtsarzt fungiert damit nicht nur als Staatsanwalt, sondern auch als Vollstreckungsbehörde,

405 Ebd., S. 190.
406 Verordnung zum GzVeN vom 2. Mai 1934; RGB I, S. 475, GRR 1936, Ebd., S. 93.

er war befugt und angewiesen im Fall einer Weigerung, Polizei einzusetzen denn jeder Tag, an dem der Erbkranke weiterhin ungehindert mit anderen zusammenkommt, kann rassisch großen Schaden verursachen.«[407]
Der Lüneburger Amtsarzt Dr. Hans Rohlfing (1890-1977) arbeitete mit besonderer Effizienz an der Erbkartei und konnte im März 1938 dem Amt für Volksgesundheit mitteilen, dass »[ ] 80 % aller Erbkranken und erbkranken Familien jetzt erfasst worden [seien].«[408] Auch rühmte er sich, dass mehr als 8 Prozent aller Bewerber für ein Ehestandsdarlehen aus Gründen der Erbgesundheit von ihm abgelehnt worden seien – ein Prozentsatz weit über dem Reichsdurchschnitt.[409] In der Praxis lag die Hauptaufgabe der Beratungsstellen in der Durchsetzung des »GzVeN«. Ohne die Gesundheitsämter wäre das Sterilisationsgesetz in diesem Umfang nicht durchsetzbar gewesen.[410] Die »Wohltaten« sozialpolitischer Gesetze waren ohne den amtsärztlichen Nachweis der Erbgesundheit nicht zu erhalten. Durch die seit Juli 1938 gesetzlich vorgeschriebene »Ehetauglichkeitsprüfung« wurden in Lüneburg 19 Personen durch »Unfruchtbarmachung« von der Fortpflanzung ausgeschlossen. Ein Antrag auf Kinderbeihilfe führte für 19 Personen zur »Unfruchtbarmachung«, ein Antrag auf Ehestandsdarlehen hatte in mindestens vier Fällen eine Zwangssterilisation zur Folge.[411]

---

407 Zitiert nach Ebd., S. 286.

408 Zitiert nach Rudnick, Ausstellungskatalog »Schwachsinn wurde hier nicht festgestellt«, Abschnitt Hans Rohlfing, Zitate S. 39, NLA Hannover Hann. 138 Lüneburg ACC. 131/88 Nr. 275.

409 Ebd., S. 39.

410 Den Gesundheitsämtern »kam die Aufgabe zu, die Anzeigen, welche von Anstalten, Fürsorgeeinrichtungen, Gefängnisanstalten, privaten Ärzten und in großem Umfang von ihnen selbst gestellt worden waren, zu behandeln, die Angezeigten zur Untersuchung einzubestellen, diese zu begutachten, die Anträge auf »Unfruchtbarmachung« bei den Gerichten zu stellen, nach Sterilisationskandidaten zu fahnden sowie sicherzustellen, daß eine beschlossene »Unfruchtbarmachung« auch durchgeführt werden würde. Hierzu beauftragten sie, falls der Sterilisationskandidat sich nicht, wie ihm mitgeteilt worden war, in der Klinik einstellte, die Polizeibehörden.« Stefan Berninger, Zwangssterilisation, S. 50.

411 Rudnick, Ausstellungskatalog »Schwachsinn wurde hier nicht festgestellt.«, Abschnitt: Wege in die Zwangssterilisation, S. 22.

Der »Erb(minder)wert« der »nordischen Rasse« auf 10 Millionen Karteikarten

Mit einem immensen bürokratischen Aufwand werden die vermeintlich erbrelevanten Daten zentral im Reichsgesundheitsamt gesammelt. Im März 1942 kann Gesundheitsstaatssekretär und Reichsärzteführer Leonardo Conti dem Reichsführer SS und Chef der deutschen Polizei Heinrich Himmler melden, dass dessen Wunsch nahezu erfüllt sei,
»*nämlich alle ärztlichen Untersuchungsergebnisse, die im Lauf eines Lebens an deutschen Menschen gewonnen werden, festzulegen und dadurch eine lückenlose Beurteilung des Gesundheitsablaufs und Erbwertes zu ermöglichen.*« Denn »*niedergelegt seien in diesen Karteien schon heute ein großer Teil der negativen und belastenden Dinge, über jeden Deutschen*«. Rund zehn Millionen Karteikarten seien bereits fertig gestellt.[412] Diese Kartei unterwarf jeden Deutschen der totalen erbbiologischen Kontrolle durch die nationalsozialistischen Rassenhygieniker. Der »Erbwert« entschied z.B. über Heirat (Eheverbot), Bildung (Ausbildungsbeihilfen), Besitz (Darlehen). Wer hätte angesichts dieser lückenlos dokumentierten negativen Erbauslese überhaupt noch dem Messer des Chirurgen entkommen können?

Erbbiologische Bestandsaufnahme in den Anstalten

Die Bestandsaufnahme der etwa 300.000 »Anstaltsinsassen und ihrer Sippen« fiel in die Zuständigkeit der Landes-Heil- und Pflegeanstalten, wie der Oberpräsident der Provinz Hannover am 4. September 1936 den Direktoren der Landes Heilanstalten mitteilt.[413] In den einzelnen Provinzen werden zu diesem Zweck »Landeszentralen für Erbbiologie« eingerichtet, die in der Provinz Hannover von dem medizinischen Anstaltsdezernenten Dr. med. Fröhlich als »Landesobmann für die erbbiologische Bestandaufnahme« geleitet wird. Die »erbbiologischen Arbeiten« einer Heil- und Pflegeanstalt werden von dem Außenfürsorgearzt verantwortlich geleitet.
Seit dem 1. April 1936 wurden die Zugänge in den Anstalten

412 Zitiert nach: Bock, Zwangssterilisation, S. 207.
413 Nds HSTA Ha, Hann. 155 Lüneburg ACC 56/83 Nr. 2/II. In: Raimond Reiter, Psychiatrie, S. 77 ff.

laufend erbbiologisch erfasst und monatlich der Landeszentrale gemeldet. Eine Bearbeitung der »*Entlassenen und Toten vor dem 1. April 1936 bis zur Gründung [Lüneburg 1901!] der Anstalt soll zur gegebenen Zeit erfolgen*«.[414]

Von vorrangiger Bedeutung war die Erfassung der ab dem 1. April 1936 unfruchtbar gemachten Anstaltsinsassen. Die Angaben zu den Sippen der im Zeitraum von 1934 bis 31. Dezember 1936 sterilisierten Menschen sollen bis zum 31. März 1937 mit »Sippentafeln« und »Personenkarteikarten« nachgeliefert werden. Zu dieser Gruppe der »Sterilisierten« gehörte auch der im Juni 1935 unfruchtbar gemachte Oskar Pohlmann.

Zur Methodik der »erbbiologischen Bestandsaufnahme« der Anstaltsinsassen werden vom Oberpräsidenten oder Landeshauptmann mehrfach korrigierte Vorschriften für die Erhebung der genealogischen Daten, für das Ausfüllen und Versenden der »Sippenmappen«, »Sippentafeln«, »Personenkarteikarten« und »Sippschaftsbögen« erlassen.

»*In den Sippentafeln werden durchschnittlich 55 Sippenangehörige je Fall erfasst, darunter Großeltern, Eltern und Geschwister des Probanden, deren Kinder und Enkelkinder, die Geschwister von den Eltern des Probanden, deren Kinder und Enkelkinder und wenn vorhanden un- und außereheliche Kinder*«

Eine immense personelle und zeitliche Belastung im laufenden Klinikbetrieb durch eine gigantische Bürokratie mit dem einzigen Ziel, angeblich »minderwertige« und »erbkranke« deutsche »Volksgenossinnen und Volksgenossen« zu erfassen und durch »Unfruchtbarmachung« von der Fortpflanzung auszuschließen.

414 Die Psychiatrische Klinik Lüneburg wurde am 29. Juni 1901 gegründet.

Oskar Pohlmann – Ermordet in Hadamar

Literatur- und Quellenverzeichnis

Anmerkung: Im Text ist bei Erstnennung der vollständige Titel zitiert, bei Folgenennung lediglich ein Kurztitel mit Angabe von »Autor, Jahreszahl, Seitenzahl«.

Archivalische Quellen:

- Akte Oskar Pohlmann, Bundesarchiv Berlin, Zentral-Archiv EVZ-LXVIII/5 Akte 12 Signatur R179 7 26996.
- »Charakteristikbogen« der Krankenakte Oskar Pohlmanns, Niedersächsisches Landesarchiv Hannover, Hann. 155 Lüneburg ACC, 2004/66, Nr. 8314.
- NLA Nds. 330 Lüneburg, Acc. 2004/1304, Nr. 01156
- HHStAW Abt.461 Nr. 32061, Strafsache gegen Dr. Wahlmann u.a. Bd. 7,5. Verhandlung am 04.03.1947, S.36.
- HHStAW, Abt. 461 Nr. 32061 Bd. 5, Bl: 7256-734.
- HStAH Nds. 171 Lüneburg, 29889, Entnazifizierungsakte Max Bräuner, Aussage Dr. Max Bräuner vor RA Höffer als Öffentlicher Kläger.
- OLG Frankfurt 12.08.1947, I 171. Feststellung des Oberlandesgerichts Frankfurt vom 12.08.1947 bezüglich des Ermächtigungsschreibens Adolf Hitlers vom 01.09.1939.
- HHStAW, Abt. 461 Nr. 32061 Bd. 5, Bl: 7256-734.
- HStAH Nds. 171 Lüneburg, 29889, Entnazifizierungsakte Max Bräuner, Aussage Bräuner vor RA Höffer als öffentlicher Kläger.
- Protokolle des Frankfurter Hadamar-Prozesses. Hessisches Hauptstaatsarchiv Wiesbaden, Abt. 461, Nr. 32061, Bd. 1-3.
- Vernehmung Friedrich Mennecke 11. Januar 1947, NARA, R 18/356, Microfilm Publikation, M 1019, Rolle 46, S.23.

Zeitgenössische Quellen der NS-Zeit und des frühen 20. Jahrhunderts:

- Braune, Pastor Paul Gerhard (Anstaltsleiter von Lobetal): Denkschrift »Betrifft: Planwirtschaftliche Verlegungen von Insassen von »Heil- und Pflegeanstalten«, 09.07.1940. Siehe dazu u.a. https://de.wikipedia.org/wiki/Paul_Gerhard_Braune, letzter Zugriff 12.10.2021.
- Ewald, Gottfried: Lehrbuch der Neurologie und Psychiatrie, Berlin/München, 2. Auflage 1948.
- Fetscher, Rainer: Die rassenhygienische Sterilisierung. In: Archiv für soziale Hygiene, Bd. 8, 1933/1934.
- Gaupp, Robert: Das Gesetz zur Verhütung des erbkranken Nachwuchses und die Psychiatrie. In: Klinische Wochenschrift, Bd. 13, 1934.
- Haeckel, Ernst: Die Lebenswunder, 1904, S.135. Zitiert nach: Udo Benzenhöfer: Der Gute Tod?. Euthanasie und Sterbehilfe in Geschichte und Gegenwart, München 1999, S.97.
- Jost, Adolf: Das Recht auf den Tod. Sociale Studie, Göttingen 1895. URL: https://www.deutsche-digitale-bibliothek.de/item/FC2SCTT56JOCDUGKW6XBILEUDNWAKUEM, letzter Zugriff 23.12.2022.
- Lenz, Fritz: »Die empirische Prognose der Verhütung erbkranken Nachwuchses«. In: Der Erbarzt 5 (1938), S.81 ff. (»Der Erbarzt« war eine Zeitschriftenbeilage zum Deutschen Ärzteblatt)
- Luxemburger, Hans: Die rassenhygienische Bedeutung der Lehre von den Manifestationsschwankungen erblicher Krankheiten, Beilage zum »Deutschen Ärzteblatt« Nr. 3, 1936.
- Möckel, Wilhelm: Die Aufgaben der Heil- und Pflegeanstalten im Vierjahresplan und in der Kriegswirtschaft; in: Allgemeine Zeitschrift für Psychiatrie, 113, 1939, S.373-396, Zitate S.374. Zitiert nach Beddies, Thomas: »Aktivere Krankenbehandlung« und »Arbeitstherapie«. In: Heroische Therapien. Die deutsche Psychiatrie im internationalen Vergleich, 1918-1946, Hans-Walter Schmuhl/ Volker Roelcke (Hgg.), Göttingen 2013, S.286.
- Ruttke, Falk: Rassenhygiene und Recht. In: Erblehre und

Rassenhygiene im völkischen Staat, München 1934, S. 91-103.

- Schmidt-Kehl, Ludwig: Würzburg, in: »Ziel und Weg«, Zeitschrift des NSDÄB (4/1934, 251-252). Zitiert nach Wolfgang U. Eckart: »gegebenenfalls unter Anwendung unmittelbaren Zwangs«. Sterilisation und Euthanasie in der nationalsozialistischen Vernichtungspolitik (Vortragsfassung), Vortrag am 22. Mai 2001 im Dokumentations- und Kulturzentrum Deutscher Sinti und Roma in Heidelberg. Onlinezugriff unter: https://dokuzentrum.sintiundroma.de/wp-content/uploads/2019/12/010522_Publ_Eckart_Euthanasie.pdf, letzter Zugriff 08.10.2021.
- Simon, Hermann: Aktivere Krankenbehandlung in der Irrenanstalt, Erstausgabe Berlin/Leipzig 1929, Nachdruck Bonn 1986.
- Verschuer, O. v.: Erbpathologie. Praktische Erbprognose und Indikation für Unfruchtbarmachung, Dresden/Leipzig 1934.
- Wagner, G.: Reden und Aufrufe. In: Conti, L. (Hrsg.): Reden und Aufrufe: Gerhard Wagner 1888-1939, Reichsgesundheitsverlag, Berlin/Wien 1943.
- NS-Propagandafilm »Erbkrank« 1936, Hg. »Rassenpolitisches Amt« der NSDAP.

Literatur

Gedruckte Veröffentlichungen:

- Aly, Götz: Die Belasteten. »Euthanasie« 1939-1945. Eine Gesellschaftsgeschichte, Frankfurt a.M. 2013.
- Ankele, Monika/ Brinkschulte, Eva: Arbeitsrhythmus und Anstaltsalltag. Arbeit in der Psychiatrie vom frühen 19. Jahrhundert bis in die NS-Zeit. Stuttgart 2015.
- Baader, Gerhard/ Cramer, Johannes/ Winter, Bettina (Hgg.): »Verlegt nach Hadamar«. Die Geschichte einer NS-»Euthanasie«-Anstalt. Begleitband zu einer Ausstellung des Landeswohlfahrtsverbandes Hessen; Historische Schriftenreihe des Landeswohlfahrtsverbandes Hessen, Kataloge Band 2; Landeswohlfahrtsverband Hessen, Kassel 1991.

- Banse, Dietrich: Gedemütigt, vertrieben, ermordet. Uelzener Bürgerinnen und Bürger jüdischen Glaubens zwischen 1933 und 1942, Geschichtswerkstatt Uelzen 2008.
- Beddies, Thomas: »Aktivere Krankenbehandlung« und »Arbeitstherapie«. In: Heroische Therapien. Die deutsche Psychiatrie im internationalen Vergleich, 1918-1946, Hans-Walter Schmuhl/ Volker Roelcke (Hgg.), Göttingen 2013, S. 286.
- Benz, Wolfgang/ Graml, Hermann/ Weiß, Herrmann: Enzyklopädie des Nationalsozialismus, dtv, München 2007, hier: Beitrag Hans Vasold, »Medizin«, S. 270.
- Benzenhöfer, Udor: Der Gute Tod?. Euthanasie und Sterbehilfe in Geschichte und Gegenwart, München 1999.
- Berger, Sara: Experten der Vernichtung. Das »T4«-Reinhardt-Netzwerk in den Lagern Belzec, Sobibor und Treblinka. Studien zur Gewaltgeschichte des 20. Jahrhunderts, Hamburg 2013.
- Berger, Sara: Das Umbringen war schon ihr Beruf. Das Personal der »Aktion T4« in den Vernichtungslagern der »Aktion Reinhardt«. In: »»Euthanasie« und Holocaust«, Jörg Osterloh/ Jan Erik Schulte (Hg.), Paderborn 2022.
- Beyer, Christof: Gottfried Ewald und die »Aktion T4« in Göttingen. In: Der Nervenarzt, 2013, Bd. 84, S.1049-1055.
- Beyer, Christof: Die Einführung der »heroischen Therapien« in den Heil- und Pflegeanstalten der Provinz Hannover 1936 – 1939. In: Heroische Therapien. Die deutsche Psychiatrie im internationalen Vergleich, 1918-1945, Hans-Walter Schmuhl/ Volker Roelcke (Hgg.), Göttingen 2013, S. 233-250.
- Bismarck, Günter: Uelzen 1914-1918. Von den roten Räten bis zum Ende der braunen Bonzen, 2. Auflage, Uelzen 1986.
- Broszat, Martin: Der Staat Hitlers. Grundlegung und Entwicklung seiner inneren Verfassung, Wiesbaden 2007.
- Burleigh, Michael: Tod und Erlösung?. Euthanasie in Deutschland 1900-1945, Zürich/München 2002.
- Cramer, Johannes: »Spuren der Euthanasie-Morde. Bauarchäologische Untersuchungen in der Gedenkstätte Hadamar«. In: Baader, Gerhard/ Cramer, Johannes/ Winter, Bettina (Hgg.):

»Verlegt nach Hadamar«. Die Geschichte einer NS-»Euthanasie«-Anstalt. Begleitband zu einer Ausstellung des Landeswohlfahrtsverbandes Hessen, Historische Schriftenreihe des Landeswohlfahrtsverbandes, Kat. Bd. 2, Kassel 1991.

- Deutsches Ärzteblatt, Schizophrenie, Klinische Leitlinie, Jg. 117, Heft 24, 12. Juni 2020.
- Drieschner, Axel: Von der Abfallbeseitigung zur Feuerbestattung: Heinrich Koris verbrennungstechnisches Programm. In: Annegret Schüle (Hg.): Die H. Kori GmbH. Eine Berliner Ofenbaufirma und der Nationalsozialistische Massenmord, Berlin/ Leipzig 2022, S. 65-101.
- Egge, Reimer: Vom Stresemann zum Braunhemd. Uelzen von 1918 bis 1948, Becker Verlag, Uelzen 2004 (Nachdruck).
- Egge, Reimer: Zeugen Jehovas – Sinti und Roma – Homosexuelle. Ihre Verfolgung im Nationalsozialismus. Ein Beitrag zum Projekt »Stolpersteine« in Uelzen. In: Der Heidewanderer, 88. Jahrgang, Nr. 24 (2012).
- Faulstich, Heinz: Von der Irrenfürsorge zur »Euthanasie«. Geschichte der badischen Psychiatrie bis 1945, Freiburg i.B. 1993.
- Faulstich, Heinz: Hungersterben in der Psychiatrie 1914-1949, Freiburg i.B. 1998.
- Friedländer, Saul: Kurt Gerstein oder die Zwiespältigkeit des Guten, München 2007.
- Friedlander, Henry: Der Weg zum NS-Genozid. Von der Euthanasie zur Endlösung Berlin 1997.
- German, Urs: Ein Insulinzentrum auf dem Land. Die Einführung der Insulinbehandlung und der therapeutische Aufbruch der Schweizer Psychiatrie der Zwischenkriegszeit. In: Heroische Therapien. Die deutsche Psychiatrie im internationalen Vergleich, 1918-1945, Hans-Walter Schmuhl/ Volker Roelcke (Hgg.), Göttingen 2013.
- Gerrens, Uwe: Medizinisches Ethos und theologische Ethik: Karl und Dietrich Bonhoeffer in der Auseinandersetzung um Zwangssterilisation und »Euthanasie« im Nationalsozialismus. In: Schriftenreihe der Vierteljahreshefte für Zeitgeschichte, Nr.

73, München 1996.

- Häfner, Heinz: Schizophrenie: Erkennen, Verstehen Behandeln, München 2018 (2. Aufl.).
- Hinz-Wessels, Annette: Tiergartenstraße 4. Schaltzentrale der nationalsozialistischen »Euthanasie«-Morde, Berlin 2015.
- Hohendorf, Gerrit: Der Tod als Erlösung vom Leiden. Geschichte und Ethik der Sterbehilfe seit dem Ende des 19. Jahrhunderts, Göttingen 2013.
- Hohendorf, Gerrit: Therapieunfähigkeit als Selektionskriterium. In: Heroische Therapien. Die deutsche Psychiatrie im internationalen Vergleich, 1918-1945, Hans-Walter Schmuhl/ Volker Roelcke (Hgg.), Göttingen 2013.
- Kiss, Maria/ Sprick, Wolfhermann: Zuflucht unter dem Schatten deiner Flügel? Die Rotenburger Anstalten der Inneren Mission in den Jahren 1933-1945, 1. Aufl. 1992.
- Klee, Ernst (Hg.): Dokumente zur »Euthanasie«, Frankfurt a.M. 1997.
- Klee, Ernst: »Euthanasie«« im Dritten Reich. Die »Vernichtung lebensunwerten Lebens«, Frankfurt a.M. 2013 (2. Aufl. 2014).
- Klee, Ernst: Das Personenlexikon zum Dritten Reich, 5. Aufl., Frankfurt a.M. 2015.
- Kogon, Eugen/ Langbein, Hermann/ Rückerl, Adalbert et.al. (Hgg.): Nationalsozialistische Massentötungen durch Giftgas. Eine Dokumentation, Frankfurt a.M. 1983.
- Lehnstaedt, Stephan: Der Kern des Holocaust. Bełżec, Sobibór, Treblinka und die Aktion Reinhardt. C.H. Beck, München 2017.
- Ley, Astrid: Zwangssterilisation und Ärzteschaft. Hintergründe und Ziele ärztlichen Handelns 1934–1945. Frankfurt am Main 2004.
- Ley, Astrid: Krankenmord im Konzentrationslager. Die »Aktion 14f13«. In: »»Euthanasie« und Holocaust«, Jörg Osterloh/ Jan Erik Schulte (Hg.), Paderborn 2022.
- Lilienthal, Georg: Gaskammer und Überdosis. Die Landesheilanstalt Hadamar als Mordzentrum (1941-1945). In: Uta George/ Georg Lilienthal/ Volker Roelcke/ Peter Sandner/ Christina Vanja

(Hrsg.): Hadamar. Heilstätte – Tötungsanstalt – Therapiezentrum, Marburg 2006, S.156-175.

- Lilienthal, Georg: Die Landesheilanstalt Herborn und der Krankenmord. In: Christina Vanja (Hg.): 100 Jahre Psychiatrie in Herborn, Marburg 2011, S.136-154.
- Lutz, Petra: Herz und Vernunft. Angehörige von »Euthanasie«-Opfern im Schriftwechsel mit den Anstalten. In: Heiner Fangerau/ Karen Nolte (Hgg.): »Moderne« Anstaltspsychiatrie im 19. und 20. Jahrhundert. Legitimation und Kritik (= Medizin, Gesellschaft und Geschichte, Beiheft 26), Stuttgart 2006, S.143-167.
- Mitscherlich, Alexander/ Mielke, Fred (Hg.): Medizin ohne Menschlichkeit. Dokumente des Nürnberger Ärzteprozesses, Frankfurt a.M. 1985.
- Nitschke, Asmus: Die »Erbpolizei« im Nationalsozialismus. Zur Alltagsgeschichte der Gesundheitsämter im Dritten Reich, Wiesbaden 1999.
- Osterloh, Jörg/ Schulte, Jan Erik (Hg.): »»Euthanasie« und Holocaust«, Paderborn 2022.
- Reiter, Raimond: Psychiatrie im »Dritten Reich« in Niedersachsen, Hannover 1997.
- Roelcke, Volker/ Schmuhl, Hans-Walter (Hgg.): Heroische Therapien. Die deutsche Psychiatrie im internationalen Vergleich, 1918-1945, Göttingen 2013.
- Rudnick, Carola S.: Vielfalt achten, Teilhabe stärken. In: Forschungen zur Medizin im Nationalsozialismus, Schriftenreihe der Stiftung niedersächsischer Gedenkstätten, Bd. 3, Wallstein 2014.
- Rudnick, Carola S.: Katalog zur Sonderausstellung: »Schwachsinn wurde hier nicht festgestellt.« Zwangssterilisation in Lüneburg. Abschnitt: »Dimensionen der Zwangssterilisation in Lüneburg«, unter Mithilfe von Diana Bachmann, Michelle Dzionara, Lena Gemke, Tabea Marlene Gruss, Marie John, Laura Meyer, Elena Racolta, Rilana Trobisch, Husum 2017.
- Rudnick, Carola S.: »Still, stumpf, beschäftigt mit Kartoffelschälen, verlegt«. Frauen als Opfer der »T4«, Katalog zur Sonderausstellung, Husum 2019.

- Sandner, Peter: Der Bezirksverband Nassau und eine Anstalt Herborn in der Zeit des Nationalsozialismus: In: Christina Vanja (Hg.): 100 Jahre Psychiatrie in Herborn, Marburg 2011, S.100–118.
- Schäfer, Heinrich: Chronik des Kneipp-Kurortes Bodenteich. Burg – Amt – Flecken, Bodenteich 1985.
- Schmidt-von Blittersdorf, Heidi/ Kalkowsky, Birgit/ Debus, Dieter: Die historische Entwicklung der Landesheilanstalt Hadamar im deutschen Faschismus von 1933–1945, Unveröffentlichte Diplomarbeit, Frankfurt a.M. 1985.
- Schmuhl, Hans-Walter: Rassenhygiene, Nationalsozialismus, Euthanasie: von der Verhütung zur Vernichtung »lebensunwerten Lebens«, 1890–1945, Göttingen 1987.
- Schmuhl, Hans-Walter: Die Gesellschaft deutscher Neurologen und Psychiater im zweiten Weltkrieg, Berlin 2016.
- Schulte, Jan Erik: Die NS-Krankenmorde, die »Aktion Reinhardt« und Auschwitz. In: »»Euthanasie« und Holocaust«, Jörg Osterloh/ Jan Erik Schulte (Hg.), Paderborn 2022.
- Schulz, Barbara/ Drieschner, Axel: Spuren der Vernichtung. Archäologie und Bauforschung am Schutthang und im ehemaligen Krematorium der »Euthanasie«-Anstalt Pirna-Sonnenstein. In: »Zur Erinnerung an ein Menschheitsverbrechen«. Beiträge zur Geschichte des Sonnensteins und der Sächsischen Schweiz, Heft 8/2010, Herausgeber: Kuratorium Gedenkstätte Sonnenstein e.V., Dresden 2010, S.103–135.
- Schulz, Barbara: Leichenverbrennungsöfen von Kori für »T4«-Anstalten und Konzentrationslager: Technologie, Genese und Verbreitung. In: Annegret Schüle (Hg.): Die H. Kori GmbH. Eine Berliner Ofenbaufirma und der Nationalsozialistische Massenmord, Berlin/Leipzig 2022.
- Sueße, Thorsten/ Meyer, Heinrich: Abtransport der »Lebensunwerten«. Die Konfrontation niedersächsischer Anstalten mit der NS-»Euthanasie«, Hannover 1988.
- Vormbaum, Thomas (Hrsg.): »Euthanasie« vor Gericht. Die Anklageschrift des Generalstaatsanwalts beim OLG Frankfurt a.M. gegen Dr. Werner Heyde u.a. vom 22. Mai 1962, Institut für juristische Zeitgeschichte Hagen, Berlin 2005.

- Welzer, Harald: Verweilen beim Grauen. Essays zum wissenschaftlichen Umgang mit dem Holocaust, Tübingen 1997.

Onlineressourcen:

- Andre, Thomas: SS-Führer Odilo Globocnik. Ein gewöhnlicher Massenmörder. Artikel auf Spiegel Kultur, 20.11.2014. URL: https://www.spiegel.de/kultur/gesellschaft/neues-buch-uebern-s-massenmoerder-odilo-globocnic-a-1002708.html, letzter Zugriff 24.05.2023
- Berninger, Stefan: Zwangssterilisation im Nationalsozialismus. Eine Beschreibung der Praxis der Zwangssterilisationen im Nationalsozialismus mit Auswertung der Quellen zu Mannheim, Magisterarbeit 1992. URL: https://m.hausarbeiten.de/document/111044, letzter Zugriff 23.12.2022
- Bock, Gisela: Zwangssterilisation im Nationalsozialismus. Studien zur Rassen- und Geschlechterpolitik, Münster/Dortmund 2010 (Nachdruck der Erstausgabe 1986). URL: https://refubium.fu-berlin.de/handle/fub188/23087, letzter Zugriff 08.10.2021.
- Drescher-Müller, Gisela: Einstellungen und Verhaltensdispositionen der Anstaltspsychiater zur Zwangssterilisation bei schizophrenen Frauen während des Nationalsozialismus, Dissertation, Landau 2008. URL: https://kola.opus.hbz-nrw.de/opus45-kola/frontdoor/deliver/index/docId/311/file/Dissertation_Drescher_Mueller.pdf, letzter Zugriff 23.12.2022.
- Eckart, Wolfgang U.: »Gegebenenfalls unter Anwendung unmittelbaren Zwangs«. Sterilisation und Euthanasie in der nationalsozialistischen Vernichtungspolitik (Vortragsfassung), Vortrag am 22. Mai 2001 im Dokumentations- und Kulturzentrum Deutscher Sinti und Roma in Heidelberg. URL: https://dokuzentrum.sintiundroma.de/wp-content/uploads/2019/12/010522_Publ_Eckart_Euthanasie.pdf, letzter Zugriff 08.10.2021.
- Euthanasie im Dritten Reich. Hinweise zu den Patientenakten aus dem Bestand R 179 Kanzlei des Führers, Hauptamt II b, Stand 30.08.2018. URL: https://www.bundesarchiv.de/DE/Content/Artikel/Ueber-uns/Aus-unserer-Arbeit/euthanasie-im-

dritten-reich.html, letzter Zugriff 08.10.2021.

- »Euthanasie«-Gedenkstätte Lüneburg: https://www.pk.lueneburg.de/gedenkstaette, letzter Zugriff 24.05.2023.
- Euthanasie«-Gedenkstätte Lüneburg: https://www.pk.lueneburg.de/gedenkstaette-kinderfachabteilung/, letzter Zugriff 24.05.2023.
- Evangelisch-lutherisches Diakonissen-Mutterhaus Rotenburg (Wümme) e.V.: NS-Euthanasie. Verlegung und Ermordung von Patientinnen und Patienten im Rahmen der NS-»Euthanasie«. URL: https://diako-geschichte.de/ns-zeit/ns-euthanasie/, letzter Zugriff 17.07.2023.
- Ewald, Gottfried, Institut für Ethik und Geschichte der Medizin, Universitätsmedizin Göttingen. Informationen unter URL: http://www.egmed.uni-goettingen.de/geschichte/GottfriedEwaldII.html, letzter Zugriff 22.11.2021.
- Fittkau, Ludger/ Häring, Ellen: NS-Mordanstalt Hadamar. War da was? Die Reportage, Deutschlandfunk Kultur, Beitrag vom 10.12.2017. URL: https://www.deutschlandfunkkultur.de/ns-mordanstalt-hadamar-war-da-was.1076.de.html?dram:article_id=402312, letzter Zugriff 12.10.2021.
- Galen, Bischof Clemens Graf von: »Euthanasiepredigt« am 3. August 1941 in der St. Lamberti-Kirche Münster (Predigt zu Lukas 19, 41-47). URL: https://www.uibk.ac.at/theol/leseraum/texte/599.html, letzter Zugriff 15.12.2022.
- Gerlant, Uta: »Auf dieser schiefen Ebene gibt es kein Halten mehr«. Die »Euthanasie«-Verbrecher der Nationalsozialisten (Vortragsfassung), Vortrag am 01.09.2016 in der Stiftung Gedenkstätte Lindenstraße, Stiftung EVZ. URL: https://www.stiftung-evz.de/fileadmin/user_upload/EVZ_Uploads/Publikationen/Studien/121109_Euthanasie.pdf, S. 4, letzter Zugriff 08.10.2021.
- Gesundheitsberichterstattung des Bundes, Heft 50, Themenheft »Schizophrenie«, Autoren: Wolfgang Gaebel und Wolfgang Wölwer, Robert Koch-Institut (Hg.), Berlin 2010. URL: https://www.rki.de/DE/Content/Gesundheitsmonitoring/Gesundheitsberichterstattung/Themenhefte/Schizophrenie_inhalt.html,

letzter Zugriff 15.12.2022.

- Gruchmann, Lothar: Euthanasie und Justiz im Dritten Reich. In: Vierteljahrshefte für Zeitgeschichte (ifz-muenchen.de), Jg. 20 (1972), Heft 3, S. 235-279. URL: https://www.ifz-muenchen.de/heftarchiv/1972_3_2_gruchmann.pdf, letzter Zugriff 08.10.2021.
- Gedenkstätte Hadamar, »Materialien für den eigenständigen Rundgang«, Stand 07.04.2020. URL: https://www.gedenksta-ette-hadamar.de/files/702/gsha_eigenstaendiger-rund-gang_2020-02.pdf, letzter Zugriff 12.10.2021.
- Gedenkstätte Hadamar: NS-»Euthanasie« in Hadamar - Facebook-Live-Rundgang durch die Gedenkstätte, Angaben der pädagogischen Leiterin Judith Juchert, digitaler Rundgang u.a. auf YouTube, URL: https://www.youtube.com/watch?v=ePWg5wJ7Vlg, letzter Zugriff 11.12.2021.
- Hadamar. Informationen zur Anlage auf der Webseite »Aktion Reinhard Camps«. URL: http://www.deathcamps.org/euthanasia/hadamar.html, letzter Zugriff 26.05.2023.
- Herzing, Johanna: Euthanasiemorde der Nazis. Grausame Urteile über den Wert des Lebens, Beitrag vom 09.07.2015. URL: https://www.deutschlandfunk.de/euthanasiemorde-der-nazis-grausame-urteile-ueber-den-wert.724.de.html?dram:article_id=324985, letzter Zugriff 12.10.2021.
- Hoffmann, Ute/ Schulze, Dietmar: »... wird heute in eine andere Anstalt verlegt«. Nationalsozialistische Zwangssterilisation und »Euthanasie« in der Landes-Heil- und Pflegeanstalt Bernburg – eine Dokumentation, Dessau 1997, S. 134. URL: https://gedenkstaette-bernburg.sachsen-anhalt.de/fileadmin/Bibliothek/STGS/Bernburg/Dokumente/wird_heute_in_eine_andere_Anstalt_verlegt.pdf, letzter Zugriff 12.10.2021.
- Hohendorf, Gerrit: Buchrezension zu Peter Sandner: Verwaltung des Krankenmordes. Der Bezirksverband Nassau im Nationalsozialismus. In: Deutsches Ärzteblatt 2005, 102 (11), A-748. URL: https://www.aerzteblatt.de/archiv/45949/Verwaltung-des-Krankenmordes-Der-Bezirkverband-Nassau-im-Nationalsozialismus, letzter Zugriff 24.05.2023.

- Artikel: Katatone Schizophrenie, MedLexi.de, URL: https://medlexi.de/Katatone_Schizophrenie, letzter Zugriff 22.12.2022.
- Klee, Ernst: »Wer Täter ehrt, mordet ihre Opfer noch einmal«, Referat am Pädagogischen Institut der Universität Hamburg am 06.08.1999. URL: https://www.irren-offensive.de/rede_ernstklee.htm, letzter Zugriff 08.10.2021.
- Klosterkötter, Joachim: Indizierte Prävention schizophrener Erkrankungen. In: Deutsches Ärzteblatt, Jg. 105, Heft 30, 25. Juli 2008, S. 532–539. URL: https://www.aerzteblatt.de/archiv/61004/Indizierte-Praevention-schizophrener-Erkrankungen, letzter Zugriff 22.12.2022.
- König, Johannes: »Grausames Netzwerk«, Rezension des Vortrags von Dr. Sara Berger in der Gedenkstätte Hadamar, veröffentlicht in der Frankfurter Neuen Presse, 19.02.2014. URL: https://www.fnp.de/lokales/limburg-weilburg/hadamar-ort88147/grausames-netzwerk-10930978.html, letzter Zugriff 26.05.2023.
- Mau, Hermann: Die zweite Revolution – der 30. Juni 1934. In: Vierteljahreshefte für Zeitgeschichte, Jg. 1 (1953), Heft 2, S. 119–137. URL: https://www.ifz-muenchen.de/heftarchiv/1953_2_2_mau.pdf, letzter Zugriff 15.12.2022.
- https://www.neurologen-und-psychiater-im-netz.org/psychiatrie-psychosomatik-psychotherapie/stoerungen-erkrankungen/schizophrenie-und-schizophrene-psychosen/ursachen/, letzter Zugriff 08.10.2021.
- Kneist, Siegrid: Leichenverbrennung in KZs. Schöneberger Firma baute Krematoriumsöfen, Der Tagesspiegel, 27.09.2019, URL: https://www.tagesspiegel.de/berlin/leichenverbrennungen-in-kzs-schoeneberger-firma-baute-krematoriumsoefen/25055378.html, letzter Zugriff 24.02.2022.
- König, Johannes: »Grausames Netzwerk«, Rezension des Vortrags von Dr. Sara Berger in der Gedenkstätte Hadamar, veröffentlicht in der Frankfurter Neuen Presse, 19.02.2014, URL: https://www.fnp.de/lokales/limburg-weilburg/hadamar-ort88147/grausames-netzwerk-10930978.html, letzter Zugriff 25.02.2022.

- Kosemund, Antje: »Vergessen ist die Verweigerung von Erinnerung«, Rede auf dem 5. Alsterdorfer Fachforum am 08.05.2001, URL: https://www.beratungszentrum-alsterdorf.de/fileadmin/abz/data/Menu/Fachdiskussion/Alsterdorfer_Fachforum/Kosemund_3_.pdf, letzter Zugriff 25.02.2022.
- Proctor, Robert N.: Adolf Butenandt (1903-1995). Nobelpreisträger, Nationalsozialist und MPG-Präsident. Ein erster Blick in den Nachlass. Forschungsprogramm »Geschichte der Kaiser-Wilhelm-Gesellschaft im Nationalsozialismus«, Berlin 2000. URL: https://www.mpiwg-berlin.mpg.de/KWG/Ergebnisse/Ergebnisse2.pdf, letzter Zugriff 23.12.2022.
- Sandner, Peter: Verwaltung des Krankenmordes. Der Bezirksverband Nassau im Nationalsozialismus. Historische Schriftenreihe des Landeswohlfahrtsverbandes Hessen. Hochschulschriften Bd. 2, Gießen 2003. Als pdf unter URL: https://www.lwv-hessen.de/lwv-politik/publikationen/aktuelle-uebersicht/historische-schriftenreihe.html#category-17, letzter Zugriff: 23.05.2023.
- Science.ORF.at: 1,47 Mio. Opfer in nur drei Monaten. Bericht zur Studie von Holocaust-Forscher Yitzhak Arad. URL: https://science.orf.at/v2/stories/2956554/, letzter Zugriff 24.05.2023.
- Schneider, Christoph, Arbeitskreis Zwangssterilisation und »Euthanasie«, Frankfurt am Main, Beitrag zu den Maurerarbeiten in Hadamar, URL: https://vernunft-und-schwaeche.copyriot.com/maurerarbeit, letzter Zugriff 24.02.2022.
- Schmid, Heinrich: Apokalyptisches Wetterleuchten. Ein Beitrag der Evangelischen Kirche zum Kampf im »Dritten Reich«, München 1947. Auszug S. 399 f. URL: https://de.evangelischer-widerstand.de/html/view.php?type=dokument&id=628, letzter Zugriff 12.10.2021.
- Schott, H.: Medizingeschichte(n): »Euthanasie« – Wert des Lebens. In: Deutsches Ärzteblatt, Jg. 103, Heft 5 (2006), S. 254. URL: https://www.aerzteblatt.de/archiv/50056/Medizingeschichte(n)-Euthanasie-Wert-des-Lebens, letzter Zugriff 23.12.2022.
- Schubert, Bettina: Psychiatrie im Wiederaufbau. Das Landes-

krankenhaus Neustadt in Holstein. Zwischen Euthanasie-Aktion und Reform, Dissertation, Lübeck 2017. URL: https://www.zhb.uni-luebeck.de/epubs/ediss1958.pdf, letzter Zugriff 10.01.2023.

- Schuster, Martin: Die SA in der nationalsozialistischen »Machtergreifung« in Berlin und Brandenburg 1926–1934, Dissertation, Berlin 2005. URL: https://d-nb.info/974966436/34, letzter Zugriff 14.12.2022.
- The Treblinka Perpetrators. An overview of the German and Austrian SS and Police Staff. URL: http://www.deathcamps.org/treblinka/perpetrators.html#Suchomel, letzter Zugriff 26.05.2023.
- Vetter, Jürgen: Jahrestag der Befreiung der Patienten der Tötungsanstalt Hadamar: Als US-Soldaten am 26. März 1945 das Grauen der Nazimorde beendeten. Rhein-Lahn-Zeitung, 26.03.2021. URL: https://www.rhein-zeitung.de/region/aus-den-lokalredaktionen/rhein-lahn-zeitung-diez_artikel,-jahrestag-der-befreiung-der-patienten-der-toetungsanstalt-hadamar-als-ussoldaten-am-26-maerz-1945-das-_arid,2239639.html, letzter Zugriff 18.11.2021.
- Voos, D.: Psychose – Medikamente Schuld an sexueller Dysfunktion?. In: PPmP, Zeitschrift für Psychotherapie, Psychosomatik, Medizinische Psychologie, 2012 (62). URL: https://www.thieme.de/de/psychiatrie-psychotherapie-psychosomatik/medikamente-und-sexuelle-dysfunktion-43480.htm, letzter Zugriff: 10.01.2023.

Wikipedia:

- https://de.wikipedia.org/wiki/Adolf_Butenandt, letzter Zugriff 02.10.2022.
- https://de.wikipedia.org/wiki/Aktion_Reinhardt, letzter Zugriff 23.05.2023.
- https://de.wikipedia.org/wiki/Aktion_T4, letzter Zugriff 08.10.2021.
- https://de.wikipedia.org/wiki/Arbeitstherapie, letzter Zugriff 08.10.2021.

- https://de.wikipedia.org/wiki/Eugen_Fischer_(Mediziner), letzter Zugriff 23.12.2022.
- https://de.wikipedia.org/wiki/Tiergartenstraße_4, letzter Zugriff 23.05.2023.
- https://de.wikipedia.org/wiki/Gemeinnützige_Krankentransportgesellschaft, letzter Zugriff 11.01.2023.
- https://de.wikipedia.org/wiki/Goldenes_Parteiabzeichen_der_NSDAP, letzter Zugriff 18.11.2021
- https://de.wikipedia.org/wiki/Hans_Bodo_Gorgaß, letzter Zugriff 12.10.2021.
- https://de.wikipedia.org/wiki/Franz_Stangl, letzter Zugriff 24.05.2023.
- https://de.wikipedia.org/wiki/Hermann_Simon_(Mediziner), letzter Zugriff 23.12.2022.
- https://de.wikipedia.org/wiki/Katalepsie, letzter Zugriff 25.12.2022.
- https://de.wikipedia.org/wiki/Liste_der_SA-Gruppen_und_-Obergruppen, letzter Zugriff 17.06.2022.
- https://de. wikipedia.org/wiki/Mutismus, letzter Zugriff 25.12.2022.
- https://de.wikipedia.org/wiki/Paul_Goesch, letzter Zugriff 08.10.2021.
- https://de.wikipedia.org/wiki/Rassenpolitisches_Amt_der_NSDAP, letzter Zugriff 27.12.2022.
- https://de.wikipedia.org/wiki/Robert_Eugen_Gaupp, letzter Zugriff 25.07.2022.
- https://de.wikipedia.org/wiki/Tötungsanstalt_Hadamar#cite_ref-11, letzter Zugriff 08.12.2021.
- https://de.wikipedia.org/wiki/Sobibor-Prozess, letzter Zugriff 24.05.2023.
- https://de.wikipedia.org/wiki/SS-Ausbildungs-_und_Arbeitslager_Trawniki, letzter Zugriff 24.05.2023.
- https://de.wikipedia.org/wiki/Sturmabteilung, letzter Zugriff 17.06.2022.

- https://de.wikipedia.org/wiki/Völkischer_Beobachter, letzter Zugriff 15.12.2022.
- https://de.wikipedia.org/wiki/Würzburger_Schlüssel, letzter Zugriff 22.12.2022.

Medizinische Fachinformationen:

- https://www.icd-code.de/icd/code/F20.5.html, letzter Zugriff 23.12.2022.
- https://deximed.de/home/klinische-themen/psychische-stoerungen/patienteninformationen/schizophrenie-und-psychosen/schizophrenie, letzter Zugriff 23.12.2022.
- https://www.psychisch-erkrankt.de/agitation/ursachen-verlauf/agitation-erkrankungen/schizophrenie/, letzter Zugriff 23.12.2022.

Abbildungsverzeichnis

Alle Abbildungen wurden für den Druck fototechnisch angepasst. Farbbilder wurden in Schwarz-weiß-Darstellungen umgewandelt.

Tiergartenstraße_4#/media/Datei:No-nb_bldsa_6b001.jpg, letzter Zugriff 18.11.2021)

- Abb. 13: Meldebogen 1 der »Reichsarbeitsgemeinschaft Heil- und Pflegeanstalten« (Quelle: Historisches Archiv der Bezirkskliniken Schwaben. © mit freundlicher Unterstützung der Bezirkskliniken Schwaben, Augsburg, Deutschland).
- Abb. 14: Die grauen Busse der »Gemeinnützigen Kranken-Transport G.m.b.H.« fahren mit Kennzeichen der Reichspost (Hessisches Hauptstaatsarchiv Wiesbaden).
- Abb. 15: Ein »grauer Bus« auf der Fahrt zum Mönchberg, vor dem Tötungstrakt (Ostflügel), (Hessisches Hauptstaatsarchiv Wiesbaden; abgebildet in: Baader, Gerhard/ Cramer, Johannes/ Winter, Bettina: »Verlegt nach Hadamar«, Kassel 1991, S. 88).
- Abb. 16: Ansicht der gesamten Gebäudeanlage mit dem daneben liegenden Klostertrakt (Foto: Stadtarchiv Hadamar; ebenfalls abgebildet in Baader, Gerhard/ Cramer, Johannes/ Winter, Bettina: »Verlegt nach Hadamar«, Kassel 1991).
- Abb. 17: aus Baader/ Cramer/ Winter, »Verlegt nach Hadamar«, 1991, Blick in den Hof zur Busgarage, S. 170. Situation nach 1945, links die Tür zum nicht mehr vorhandenen Schleusengang (Deutsche Presse Agentur, Kast. Nr. 101-8).
- Abb. 18: Rekonstruierte Busgarage der ehemaligen Heilanstalt Hadamar. (Foto: Gedenkstätte Hadamar).
- Abb. 19: Zeitgenössisches Foto. Die Garage wurde jahrelang als Remise auf dem Hofgut der Anstalt benutzt. (Landeswohlfahrtsverband Hessen Archiv, Fotosammlung, LWV-Archiv, F 12 Nr. 60).
- Abb. 20: Reste der Gaskammer heute in der Gedenkstätte Hadamar (Landeswohlfahrtsverband Hessen Archiv, Fotosammlung, LWV-Archiv, F 12 Nr. 310).
- Abb. 21: Fundament eines der beiden Krematoriumsöfen (Foto: Gedenkstätte Hadamar).
- Abb. 22: Krematoriumsofen der Berliner Firma »Kori« [415]

415 Die Firma rüstete vier der sechs Tötungsanstalten der »Aktion T4« – Bernburg, Hadamar, Sonnenstein/Pirna und Hartheim – mit

(Gedenkstätte Dachau, Foto: Axel Drieschner, 2007, Büro für Zeitgeschichte und Denkmalpflege, Berlin).

- Abb. 23: Schwarze Rauchsäule über der Anstalt Hadamar. (Foto: Gedenkstätte Hadamar).
- Abb. 24: Grundriss der Tötungsräume, Kellergeschoss (Abb. HHSTAW. Abt. 461, Nr. 32061, Bd. 2, Hessisches Hauptstaatsarchiv Wiesbaden).
- Abb. 25: Gaskammer Hadamar (Foto: Gedenkstätte Hadamar, Valentin Pfleger).
- Abb. 26: »Nebenraum« der Gaskammer (Foto: Hessische Landeszentrale für politische Bildung [HLZ]).
- Abb. 27: »Tötungskeller«: Blick vom Nebenraum in den Krematoriumsraum auf das freigelegte Fundament eines der beiden Einäscherungsöfen. (Foto: Hessische Landeszentrale für politische Bildung [HLZ]).
- Abb. 28: Todesanzeige Oskar Pohlmanns in der Allgemeinen Zeitung vom 28. Juni 1941 (Stadtarchiv Hansestadt Uelzen, Dr. Christine Böttcher).
- Abb. 29: Oskar Rudolf Walter Pohlmann, Beisetzung in Bodenteich am 30.06.1941 (Auszug aus dem Begräbnisbuch der Evangelisch-Lutherischen St. Petri-Kirchengemeinde Bad Bodenteich).
- Abb. 30: sogenanntes »Ermächtigungsschreiben« Hitlers vom 9. Oktober 1939 (Nürnberger Dokument PS-630) (Onlinezugriff über Wikipedia: https://commons.wikimedia.org/wiki/File:Erlass_von_Hitler_-_Nürnberger_Dokument_PS-630_-_datiert_1._September_1939.jpg, letzter Zugriff 21.11.2021).

Verbrennungsöfen aus. Kori baute Öfen für die Konzentrationslager Vught, Neuengamme, Ravensbrück, Stutthof, Bergen-Belsen, Sachsenhausen, Mittelbau-Dora, Groß-Rosen, Majdanek, Flossenbürg, Hersbruck, Natzweiler-Struthof, Dachau, Mauthausen, Melk, Ebensee, Blechhammer und Trzebinia.
Siehe: Kneist, Siegrid: Leichenverbrennung in KZs. Schöneberger Firma baute Krematoriumsöfen, Der Tagesspiegel, 27.09.2019, URL: https://www.tagesspiegel.de/berlin/leichenverbrennungen-in-kzs-schoeneberger-firma-baute-krematoriumsoefen/25055378.html

- Abb. 31: Propaganda-Bild: Beschwörung des drohenden Untergangs der »Höherwertigen« durch übermäßige Fortpflanzung der »Minderwertigen« (Bildarchiv Gedenkstätte Grafeneck-Dokumentationszentrum).

Danksagung

Mein besonderer Dank geht an Eva Neuls, Initia Medien und Verlag, die das Buchprojekt angeregt und großzügig unterstützt hat.
Herzlichen Dank an Elisabeth Hofmann als Lektorin und an Marie Baumgarte und Friederike Löbert für Buchsatz und Gestaltung.
Mein Dank gilt auch den FreundInnen vom *Uelzener Bündnis gegen Rechts* für Ermutigung und Unterstützung.